JN083755

医療通訳 4.0

連 利博＋吉富志津代 監修

松柏社

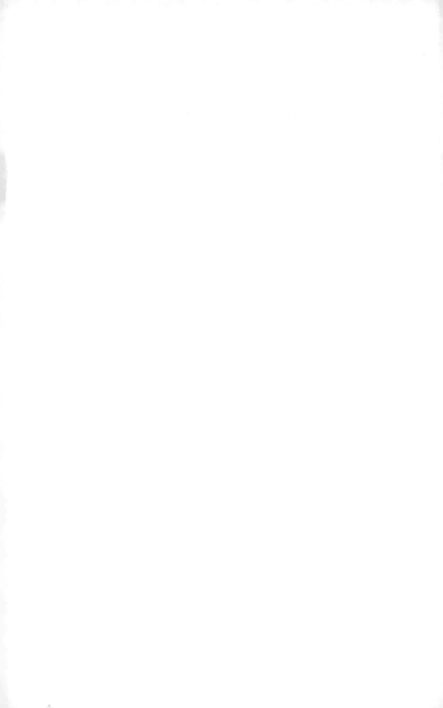

はじめに

　10年ほど前、カリフォルニアのシリコンバレーに住むロボット工学を専門とする友人から一冊の本を紹介された。それはトーマス・フリードマン著『フラット化する世界』であった。これは今地球上で起っている様々な分野でのデジタル技術の進化を伴ったグローバリゼーションは世界を縮めたのだが、それどころかさらに「世界をフラットにした」という趣旨の本であった。現在われわれは2000年以降の「グローバリゼーション3.0」にいるらしい。私自身は医療界の人間なので、医療関連の話でこの飛躍について考えるとわかりやすい。アメリカの中小の病院ではCTスキャンの読影をインドやオーストラリアの放射線科医にアウトソーシングしているというのだ。放射線科医は自宅にいたままで標準のプロトコールのネットワークを使って遠隔診断できるわけである。夜間の救急患者に対しても、アメリカからするとインドやオーストラリアには時差があり、なお好都合だ。これは10年前の話で、現在日本国内でも遠隔放射線診断は当たり前になっている。特に私の専門である小児外科の世界では小児放射線科専門医は少ないので、今や遠隔診断は必要不可欠の存在である。コロンブスが船で旅した丸い地球の裏側はもはや存在しない。フラットな世界だというわけだ。

　日本の医療通訳も現在3.0のバージョンにあると思っているが、訪日外国人、在日外国人が増える中、さらに技能実習生が急増する新たな時代にわが国の医療通訳のあり方も急展開しようとしているし、進化しなければならない。私は、加藤浩晃氏が最近上梓

した『医療4.0』に触発され、医療通訳はどのような形で日本に着地するのか、するべきなのかを考え、多くの関係者と共有したいと考えた。必然的にこの本のタイトルは『医療通訳4.0』となった。

この本の構成を説明しておきたい。三部構成とした。第1部は「次世代の医療」と題し、加藤氏の著書も引用させていただき、次世代の医療を医療通訳に関連した視座から私自身が解説した。さらに、日本が先行している陽子線治療や、大きく進化している薬剤師の役割もそれぞれ第一線におられる方々に寄稿していただいた。第2部を「医療通訳4.0」とし、近年いくつかの企業が参入して始まった遠隔医療通訳をMedi-Way医療通訳サービスに、またこれまで医療通訳をボランティア派遣通訳として市民活動の中から発展させてこられた市民団体、FACILに現状をまとめていただいた。これら二つの流れは対決するのではなく、相互補完的な役割を演じることが重要で、私自身はこのハイブリッド化こそが来たるべき医療通訳4.0の姿であると考えている。その観点から、FACIL代表の吉富氏にもこの本の監修者としてご協力いただけたことは私にとって誠に幸運であった。さらに、この二つの流れに加えて実は最も重要な立場にあるのが医療機関であると私は思っている。日本の医療通訳の着地点を具体的にイメージしていただけるように、私自身が現在勤務している霧島市立医師会医療センターでの経験を紹介しつつ、これから外国人診療を始めようとしている医療提供側へのメッセージを発信したつもりである。近年、特定技能という在留資格の拡大改正に伴って、これまで稀少であった言語を母国語とするアジア諸国の患者が日本の医療機関にやってくることになる。これらの言語の医療通訳者育成は喫緊の課題であり、第3部の「少数言語における医療通訳」では、その糸口となるような話題をNGOとアカデミックな立場の方々

に分担執筆いただいた。

　これまで、松柏社のお世話で『医療通訳入門』(2007)、『実践医療通訳』(2015) と出版してきた。2007 年版のはしがきを読むと、私は「医療通訳が社会的に認知されて病院業務に組み込まれ、さらにはプロフェッショナルとして発展することを祈っている」と書いている。そして、『実践医療通訳』の出版からわずか 4 年であるが、医療が大きく変貌しようとしている中、私の頭の中で濃い霧の中で飛んでいた飛行機が着陸態勢に入ると同時に霧が晴れて滑走路が見えてきたような感覚を覚え、医療通訳 3 部作を完結させることにした。まさに始まろうとしている認定試験に基づく認証制度が定着することを願わずにはいられない。本書が医療提供者や医療通訳者の皆さんのお役に立ち、ひいては外国人患者さんの健康管理のお役に立てればこの上なく光栄に思います。

連 利博

目次

医療通訳 4.0

第1部　次世代の医療

1. 日本の医療の現状と次世代の姿

連 利博

　まずは日本の医療の現状を概観し、今後どのように変化していくのかを考えてみたい。

1-1. 現在の医療

　日本の医療の特徴と言えば、国民皆保険制度である。この普及により日本国民は信頼される医療を比較的安価で享受することができ、世界広しと言えど、健康に関しこれほどの安心が得られる国はそれほど多くはないだろう。実際、日本における高度医療へのアクセスは、紹介状のあるなしにかかわらず、実にフリーだ。しかし、一方で大・中病院の外来は外来患者であふれかえっている現実もある。紹介状はもちろんのこと予約があっても、診察時刻はほぼ確実に遅れる。この不便さは、患者もアクセスの良さと引き替えであることを理解しているものの、院内の投書箱には外来の待ち時間についてのクレームが後を絶たない。がん年齢の人口が増えている今日、この状況はしばらく続くことになるだろう。「少子高齢化」という言葉はすでに陳腐であり、今は「2025 年問題」という言葉をよく聞く。2025 年とは団塊の世代が 75 才を迎える年であり、現在、日本は高齢化率 26.6% である。すなわち、4人に 1 人が 65 才以上であるが、その頃には 65 才以上の人口比

率は 30% に達すると言われており、さらに上昇する高齢化率に対処するためには医療のニーズ、医療資源の再分配が必要であり、大きな社会問題であるというわけだ。

　このような圧倒的な患者数増加に伴って、このままでは医療資源の供給が相対的に減るため、厚生労働省は在宅医療、生活支援へと地域での医療提供体制を変えることを表明した。これまでの病院完結型医療から地域完結型医療体制へのコンバートであり、これは実はすでに始まっている。厚労省は 2015 年に地域包括ケアシステムの構築と称し、「入院から在宅へ、病院からかかりつけ医へ」というスローガンを掲げて各地域に見合った医療の構想を策定することを推進している。今はその過程にあり、各都道府県における地勢、人口構造、人口動態を考慮した二次医療圏と呼ばれる中核病院を取り囲む地域を設定し、その地域の医療ニーズに合わせた医療資源のあり方が地域医療調整会議と呼ばれる協議会で話し合われている。各地域に見合った在宅医療の充実を含めその地域で役割分担を決め、地域全体の医療機関のネットワークで治療、介護にあたろうというのが地域包括ケアシステムであり、その基盤整備から始めようというわけだ。日本は大・中病院へのアクセスがフリーすぎるのかもしれない。混雑した外来風景を先に指摘したが、フランスやイギリスではまず一般のクリニックがゲートキーパーになっている。大病院の外来受診はこのクリニックを通過しなければならない。日本でも形の上ではそのようになっているが、さらに強化しなければならないと考えられている。また、厚労省は医療費抑制を狙って、かかりつけ医の定額制も検討し始めたそうだ。すなわち、患者がかかりつけ医を指名登録し、一定の金額を支払い、個々の診療に対しては支払わない制度である。そうすることにより、厚労省はかかりつけ医が予防医学に重

心を置くことを期待し、ひいては医療費抑制につなげる。

　一方、入院治療となるとどうなるかをイメージするには、入院治療に欠かせない「看護体制」という医療提供側の業界用語を理解しなければならない。日常的に入院患者は看護師のケアを受けることになるが、このケアの濃厚度を示す指標は1人の看護師が担当する患者の人数で表現することになっている。日本では現在一般病床の60%は7人の患者さんに対し1人の看護師がケアに携わる状態で、この看護体制を7対1病床と呼んでいるが、この他、10対1、13対1、15対1の看護体制があり、それぞれ入院基本料が定められている。現在、7対1病床が75万床あり、2025年までにこれを18万床に削減しようというのが具体的な推進目標である。「入院から在宅へ、病院からかかりつけ医へ」というスローガンが掲げられている。看護師の数は患者の重症度によって異なることは容易に想像できると思うが、この計画遂行のために、高度急性期、急性期、回復期、慢性期と4種類の病床が定義された。2025年を目指して、各二次医療圏で各種ベッド数がどれくらい必要かを推定し、確保する作業が各医療圏で進んでいる。これが地域医療構想であり、「誰もが平和に暮らせるための共生社会を実現する」ことがモットーに挙げられている。当然、日本に住む在日外国人であれ、訪日外国人であれ、病気になればそのヘルスケア・システムの枠組みの中で治療を受けることになる。

1-2.　医療4.0: Information & Communication Technology (ICT) の進化による日本の医療の未来像

　この本のタイトルである「医療通訳4.0」は第4次産業革命時代の医療という意味で加藤浩晃氏が用いた「医療4.0」という言葉からヒントを得て使わせていただいた[1]。産業革命を世界史の観点

から振り返ると、15世紀半ばのグーテンベルクの活版印刷の発明が世の中を変えたとよく言われる。すなわち、情報が拡散する時代が到来し、聖書が広く読まれたことが宗教改革へとつながり、神よりも人間個人に主体をおいたルネッサンスへと発展し、さらに近代科学へと西欧文化の拡大促進がもたらされ、産業革命とつながっていった。初期の軽工業中心のころを「第一次産業革命」、電気・石油による重化学工業への移行後を「第二次産業革命」、原子力エネルギーを利用する現代は「第三次産業革命」と呼ばれているそうだ。情報の伝達方法が世の中を変え、人の価値観を変えた事実からすると、今われわれが享受している情報革命が次の産業革命を誘導することは容易に想像できる。今から訪れようとしている第四次産業革命ではAIが活用され、生産や流通の情報がすべてネットワークで最適化されるInternet of Things（IoT）の時代であり、個人の購入はオーダーメイドになり、消費者にフィードバックされアフターサービスが充実すると予測されている。この第四次産業革命は2020年春に始動する高速通信規格「5G」により通信環境は4Gの100倍、通信容量も10倍というネットワーク環境で保証される。一般社会において遠隔オンライン会議は急速に一般化することになるだろう。

　それでは日本の医療がICTの進化とともにどのような姿になろうとしているのかを考えてみよう。加藤氏[1]によれば、1960年代の国民皆保険制度による医療提供体制を「医療1.0」と呼び、国民の高齢化にしたがって準備された高齢者保険福祉、介護施策が進んだ1980年代を「医療2.0」、2000年代の電子カルテの普及など医療のICT化の進んだ今日を「医療3.0」と位置づけている。実際、2017年において病院における電子カルテ稼働率が78%となっており、医療情報はいよいよ電子化されICTの環境下に展

開される準備が整ってきている。2018 年 5 月 11 日から施行となった次世代医療基盤法はデジタル化された医療現場からアウトカムを含む多様なデータを大規模に収集・利用する仕組みを設けるために整備された。加藤氏は医療 4.0 では、医療が医療機関以外にも連結する多角化、オーダーメードによる個別化、患者自身による主体化の 3 つの変化が起ると述べている。Apple 社の Apple Watch などウェアラブル・デバイスはすでにご存じであろう。これらの計測データをスマートフォンと連結しクラウド上に保管するサービスもすでにある。このように ICT の医療への導入はすでに芽生えており、今後いろんな変化をもたらすであろう。以下に、日本の医療がどのように ICT 化されようとしているのかを、この分野での新しい言葉を紹介しつつ説明しておきたい。

　人間ドックを受けた人や医療機関でフォローされている患者は、現在自分の検査データを紙ベースで貰えるのでそれらを保存しておくことができる。次世代では患者が個人の医療情報を電子媒体で持つことになる。これを personal health record（PHR）と呼ぶ。これは個人が自らの医療・健康に関する情報を自らの管理の下で自らの意志で再利用できる電子記録であり、日々の生活での血圧や体温から診療録の経時的変化の記録まで拡がるであろう。近年お薬手帳が普及し、糖尿病連携手帳や血圧管理手帳も使われだした。糖尿病や生活習慣病の管理には今後重要なツールである。これが情報通信技術と地域医療連携とコネクトされ活用されることを electronic health record（EHR）とも呼ばれる。これも一部の地域ではすでに稼働している。これらのデータを電子化しスマートフォンで管理するという概念が PHR である。九州大学メディカル・インフォメーションセンターの中島教授によれば、今後はこの PHR が IoT（Internet of Things）で集約され、出生時から死

亡時まで個人のすべての電子生涯健康医療記録となって時空を超えてヘルスケアに利用されるとしている[2]。

　さて、そこに AI ブームが加わるとどうなるのか。情報量が増えたところに AI 技術を駆使した ICT との共存が実現すると医療者の介入が希薄な医療になるのかもしれない。例えば、問診のあり方も変わるであろう。問診表に患者が情報を入力することにより AI 機能が作動し問診が終了すると電子カルテに転記され鑑別診断を医師に提示する問診・診断アプリはすでに利用され始めている。例えば、日ごろよくある上気道炎などの単純な病気は自動的に診断されるであろう。もちろん、最後は医師との短い会話の後に薬が処方され終了となると少しは医師の出番も期待したいところであるが、医師数の不足が今後急激に回復するとも思えないので、そのまま処方箋を薬局へ持参するということにもなるのかもしれない。否、はしがきにも書いたように薬剤師の役割も大きく変わってきており、昨今のテレビの宣伝にも出てくる「かかりつけ薬剤師」が実在するようになれば、再診時などの医療提供者との会話は薬局での薬剤師との間で完結するようになるのかもしれない。となると、外国人患者でも日常よくある疾患なら外来診察での医師と患者のやりとりは自動翻訳機が活躍するであろうし、薬剤師も医療通訳を大いに利用することになるのかもしれない。

　いずれにせよ、これらの ICT 化のベクトルはすべて医療費削減に向かっている。もっとも健全な医療費削減の目標は「未病」、すなわち予防医学を進化させることであり健康長寿を延ばすことである。国民がこの医療情報の利用者となるのと同期して、成人病などの病気に対する個人レベルの知識が増え、その予防に対する意識も高まり、ヘルスケアサービスを受けることができるような公共サービスも開発されるらしい。就労目的で来日する在日外

国人はメタボリック症候群など予防医学の対象となる年齢よりは若いが、職場での健康診断がもっと徹底されてくるとすると、健診での通訳も必要となるだろうし、現在すでに検査データとともに解説も自動的に印刷されているので、将来は受診者が外国人であってもロボットが当該言語で説明し、質問に対しても受け答えするのかもしれない。つまり、パターン化できそうな単純な診療はすべて機械が翻訳する時代が来るのであろう。

1-3.　遠隔医療

　日本遠隔医療学会による遠隔医療の定義は、「通信技術を活用した健康増進、医療、介護に資する行為」とされている。ただし、ここで紹介したいのは、例えば近年のダビンチ（精細な動きのできる腹腔鏡手術機器）によるロボット手術を外科医が遠隔地にて行うという話ではない。具体的には、1990年後半から発展した遠隔画像診断であり、顕微鏡下の病理標本を遠隔で病理医が拡大された画像をモニターで見ながら病理診断するような遠隔モニタリングやホルター心電図の解析や睡眠時無呼吸症候群を有する患者の経鼻的持続陽圧呼吸療法実施中のモニタリングである。さらには、今後大きく発展するであろう慢性疾患の在宅医療やオンライン診療である。現在進行中の地域包括ケアの仕組みには欠かせない技術であり、へき地医療や離島医療にはすでに利用されているが、さらに発展することであろう。

　これらの進化したテクノロジーは専門医偏在による医療の地域格差を是正することに役立つに違ないが、注意しなければならないのは不十分なオンライン診療で不適切な治療が行われないように質の担保が必要だということである。この章の始めに、わが国では国民皆保険の制度により世界に冠たる医療が国民に提供され

ていると述べた。もちろん、この保険診療はきっちりと政府により管理されていて、国民は保険診療を受けている限り、保険診療の範囲を逸脱した治療は行われていないことが毎月きっちりと審査されている。一つ一つの診療行為は点数化され、その行為が審査され、それに対し診療報酬が医療機関に支払われる。医療は常に進化しており、新薬や新しい治療、手術手技が常に登場している。中央社会保険医療協議会という組織が保険診療の内容を審議検討し、一つの新規医療手段が普遍的なものであり国民に広く広めるべきであると判断すれば、その新規医療手段の公定価格を決定する。2018 年の診療報酬改定により糖尿病や高血圧などの慢性疾患のオンライン診療は保険診療でも対面診療と同じ診療報酬が受けられることになった。今後、農業や漁業、建設業などその他多くの分野にまたがる特定技能を有する外国人が地方に広く拡散する可能性があり、医療通訳がその医療シーンに組み込まれることは大いに想像されるところである。その場合、求められる医療通訳は決して単純なものではなく、複雑な病態説明や複雑な検査の同意を得るための通訳や、複雑な治療選択の説明などであろう。

1-4.　日本のこれからの医療通訳

　これまで日本の医療がどこに向かっているかを詳述し、医療通訳がどのようになるかについても少し触れてきた。ここでは、さらに医療通訳はどのように変わることが予想されるのか考察したい。2000 年代始めの出入国管理法改正時に入国した外国人達は今や高齢者になりつつある。日本に 3 か月以上滞在する外国人を在留外国人と呼ぶが、2017 年の 65 才以上の在留外国人は総数 2,561,848 人のうち 6.6% であった。日本に住所を有する人には介護保険制度が適応される（2012 年 7 月 9 日、住民基本台帳改正）。

将来的には回復期、慢性期病床の外国人利用者も増えるであろう
し、さらに在宅支援となると訪問看護ステーションでは、外国人
患者についても通訳制度を利用することになるだろうと想像でき
る。先進国からはすでに高齢のツーリストも増えている。心筋梗
塞などの高度急性期医療を必要とする外国人ツーリストも増加す
るであろうし、2019 年 4 月からの特定技能という在留資格の拡
大改正に伴い、アジアからの若い技能労働者が増えることになる。
5 年間で最大 34 万 5 千人と試算されている。技能労働者は家族
を帯同できないが、日本人とのロマンスもあるだろう。次第に妊
娠、出産も増え、小児患者も増え、急性期病床が対象となる患者
数もそれなりに増加するかもしれない。

　日本の医療通訳発展の流れの中で、医療通訳には 2 種類の通訳
が存在する。患者に付き添う同行通訳と通信機器を用いた遠隔通
訳である。それら二つの通訳にはそれぞれの特徴があるので紹介
したい。

1-5.　同行通訳

　日本の医療通訳そのものが、日本語理解が不十分な弱い立場
の外国人をサポートするという NGO の善意の目的意識を持った
活動の中でコミュニティ通訳として発展し、また通訳者達も医
療を勉強しつつ努力してきた歴史がある。国際交流協会や地域
の NGO が派遣する通訳は同行通訳となる。通訳者にとって外来
で待たされるなど時間的ロスも小さくないが、待ち時間はむしろ
患者といろいろと話ができ患者に寄り添うことができる。一方で、
基本的にはボランティアであるので依頼を受けても通訳者は断る
ことも許される。そこで、NGO などでは要請が発生したら、コー
ディネーターが時間的、能力的に可能な人を探すことになる。こ

れは場合によっては相当な時間と労力がかかり、NGO にとっての大きな負担となっている。そういう流れなので、緊急患者には対応できないことも多い。

1-6.　遠隔通訳

　当初遠隔通訳は電話通訳で発展したが、ここ数年特に米国ではビデオ会議機器を用いたリアルタイムのオンライン通訳が発展している。医師と患者の両者の表情が見え、また通訳者の顔も診療側から見えるため、お互いの言語を越えた意思疎通が可能となる。また、皮膚疾患、図解説明など電話では困難な時にビデオ通訳システムは一層便利であり、日本でもその流れは変わりつつある。これらは、IT 関連会社やこれまで通訳業務を提供してきた会社が発展させた形で登場してきた。夜間診療や緊急診療にも対応でき、また専門性の高い通訳者を配置している会社があることは注目に値する。現時点での遠隔医療通訳や米国における医療通訳の現状については、第二部の 6.「映像による医療通訳遠隔サービス」で詳述しているので参照していただきたい。これからの医療通訳は、通訳者が医療機関まで移動しなくてもよく、外来などでの待ち時間の無駄を省くことのできるビデオ画面付きオンライン遠隔通訳が主体となるかもしれない。現在経験している遠隔医療通訳での問題は通信環境により音声が途切れたり、画面がフリーズすることもあり、これは通訳者にとってもストレスである。診療時間を長引かせることにもなり、双方が困惑する。しかし、先に紹介したように医療通訳 4.0 では通信環境が 5G になっていることが期待され、その面の問題はほぼ解決されよう。すなわち、地方や高度な通訳内容や稀な言語や稀な科目では同行通訳の補完的な存在ではなく、同行通訳を凌駕する存在となる可能性を秘めてい

ると思われる。

1-7.　認定制度のもたらすもの

　認定制度に係わる諸問題については第二部の4.「医療通訳者の認証」で説明されているので、ここでは認定制度が最低限の資格基準として排他的ではなく広く普及させるための基準として社会に認知され、同行通訳にしろ電話通訳やビデオ通訳にしろ、医療通訳に携わる者はすべてその認定された医療通訳士が通訳する時代が到来したとして、その先に何が起るかということについて考察してみたい。

　現在NGOが主として係わっている派遣型の同行通訳者達はボランティアであるがために通訳内容によって自信がなければ断ることもできるので、日進月歩の医療知識を学んで認定試験を受験しようとする動機は薄いかもしれない。また、先に述べたようにNGOのオフィスでは要請された通訳内容に相応しい通訳者を探す労力は大変なようだ。とするならば、認定されていない同行通訳者は遠隔ビデオ通訳機器を持参し、通訳に困難を感じたらその場で認定医療通訳士が担当する遠隔医療通訳にコネクトし通訳を傍聴してもらうようにすれば、これまで活躍してきたボランティア通訳者達も活躍の場が維持でき、NGOオフィスの労力は軽減され、それぞれの関係者がwin-winの形となろう。

　本書の「はじめに」で紹介したフリードマンによればフラット化した世界では物事は個人単位になるらしい。例えば、著書の中で出てきた例を紹介すると、フリードマンの友人の写真家はアメリカ人の中西部でパンフレットの受注・作成を盛大にやってきたが、今やインドでその業界を少しばかり学んだ個人がいろんなアプリを使って写真を加工しネットで安価でやり遂げることができ

る時代なので注文が激減したという話が登場する。これが情報革命とグロバリゼーションがもたらしたフラットな世界というわけである。これまで見てきたように、フラットな世界では何事も個人化する傾向にあるということだ。

　フリードマンの主張を医療通訳の業界に敷衍すると、特に認証制度が確立すれば、個人で活動する通訳士が出てくることになるのかもしれない。特に、患者からも医師からも気に入られた優秀な通訳者なら次の再診時にも通訳を個人的に依頼されるようになる可能性がある。遠隔ビデオ通訳が可能な時代であるから、例えば、中国在住の日本語の上手な中国人の通訳者が日本の病院で治療を受けている中国人患者の通訳をすることも非現実な話ではないだろう。難易度の高い複雑な疾患の説明など通訳士の中にも、科別や疾患別に得意とする分野別医療通訳士が誕生する可能性もあり、そのような医療通訳士に限って個人開業は可能なのかもしれない。ただ、個人契約ではその個人の生活とのタイミングを合わせることになるので数多くの通訳件数をこなし、生業とするにはむしろ困難かもしれない。誤訳の際、医療通訳者は医療提供側チームの一員としての認識において病院が加入している医療訴訟損害保険の適用内で守られることが期待され、個人開業では特定の医療機関と信頼関係ができたとしても、広く複数の医療機関との個人契約は容易に築けないと想像するので、実際には個人開業の医療通訳士が無限大に増加するとは思えない。

参考文献
1　加藤浩、『医療4.0』、日経BP社、2018
2　中島直樹、「医療ICT化」、日医雑誌、147 (8) 1571-1575, 2018

2. わが国の陽子線治療と国際認証

菱川 良夫

2-1. 進化した放射線治療

19世紀末にレントゲンがX線を発見した後、医療への放射線の応用が始まった。放射線は、診断ならびに治療の領域で、20世紀に素晴らしい進歩を遂げた。放射線治療は治療方法から小線源治療と外部照射に大別される。小線源治療は、その名の通り、小さな線源を使用する。がんに直接線源を打ち込むことや、がんに接して小線源を配置することで、他の正常組織に影響しない治療ができる。したがって、患者さんにとっては、理想的ながん治療だ。この小線源治療は、外科的治療に近い治療で、術者の技術力が治療の成果に関係する医療である。また、手術と同様な看護面でのケアが必要になる。ただ、術者の被爆や、線源を挿入された患者さんの放射線管理が問題で、日本では、非常に限られた施設でのみ治療されているのが現状だ。

一方、外部照射は、超高圧X線照射装置(リニアック)が改良され、その数は、日本全国で800を超えている。また、最近のコンピュータ技術を、照射装置や治療計画装置へ応用することにより、外部照射による放射線治療は、20世紀末からすごい勢いで進歩を遂げている。画像を利用して照射位置を補正する画像誘導放射線治療(IGRT)、多方向から集中的に照射する定位的放射

線治療（SRT）、多方向から強弱をつけた照射をする強度変調放
射線治療（IMRT）とその進化形としての強度変調回転放射線治
療（VMAT）などを高精度放射線治療と呼んでいる。これらの技
術を使えば、小線源治療と同様にがんに集中的に照射でき、正常
組織の照射量が従来のリニアックと比較すると非常に少なくなる
ため、治療される患者さんにとっては優しいがん治療となる。

　粒子線治療は、X線ではなく粒子線を使用する高精度放射線治
療である。ただ、一般的には、X線装置での高精度放射線治療
を「高精度放射線治療」と呼び、粒子線治療装置による高精度放
射線治療を「粒子線治療」と呼ぶ。X線は、体を通過する特徴が
あるが、粒子線は体の中で止めることができる。その特徴を生か
して粒子線治療は行われる。現在、医療として行われている粒子
線治療は、陽子線を使う「陽子線治療」と、炭素イオン線を使う「重
粒子線治療」の二種類がある。炭素イオンのほうが陽子よりも12
倍質量が大きいので、「重粒子線治療」と一般的に称する。兵庫県
立粒子線医療センターは、世界で最初の両方の治療ができる施設
として、2001年からがん治療を始めた。私は、初代院長として
約5000例の治療をしたが、陽子線治療と重粒子線治療では、少
し治療効果が違うが、臨床的にはそれほど大きな違いはないと実
感している。

2-2.　陽子線治療

　がん細胞を破壊する特性を持つ陽子線を、がん病巣のみに集中
して照射する治療である。体の中で止まる特徴があることや、ガ
ントリーという回転照射装置が使えるために、他の臓器への影響
を非常に小さくし、がんに集中的に照射できる。身体を切らずに
治療できる、高齢者にも優しく安全で、副作用が少なく、治療

中や治療後の社会生活継続が容易だ。陽子線治療ができる部位は、頭蓋底、頭頸部、肺、縦隔、肝、膵、腎、骨軟部、前立腺だが、直腸がん術後再発や他の限局性のがんにも利用できる。一方、胃、小腸、大腸のがん、血液のがんなどは適応にならない。ただ、メディポリス国際陽子線治療センターでは、この数年間、乳がん治療の研究を進めてきた。特有の固定具を開発したりしてきたが、非常に局所効果は良好だ。今後の研究成果として期待されるのは、手術ができない患者さん（他の重大な病気を合併している人や高齢者など）への応用である。

　先進医療として始まった陽子線治療も、最近、一部のがんには保険診療ができるようになっている。前立腺がん、頭頸部がん（一部適応外がある）、小児がん、骨軟部肉腫などだ。将来的には、さらに保険診療のできるがんが増えると期待される。

2-3.　治療施設

　2019年1月の時点での世界中の粒子線治療施設数は、陽子線治療施設：77、重粒子線治療施設：12だ。日本では、陽子線治療施設：17、重粒子線治療施設：6である。日本は、世界の中でも米国（30施設）に次いで、粒子線治療施設の多い国で、特に重粒子線治療施設が多いのが特徴だ。

　ただ、リゾート地にあるのは、メディポリス国際陽子線治療センターが唯一だ。そのHPには、「リゾート滞在型陽子線がん治療」と明記されている。温泉で有名な指宿市の山の上にあるセンターにセンター長として2010年に赴任して以来、日本で最初の「滞在型のがん治療施設」を運営していくにあたり、「幸せな医療の提供」をスタッフに口癖のように言ってきた。リゾート滞在の目的は「心身を健康にし、幸せになること」だ。そこで、体に優しい

陽子線治療をすることは、都会での治療と違った成果が出ると期待している。

2-4. 中国人患者さん

2011年に治療を開始して以来、多くの中国人患者さんをメディポリス国際陽子線治療センターで治療してきた。センター長として想い出深い患者さんを紹介する。

1) センター最初の中国人患者さん

患者さんは、もうすぐ80歳になる元気な女性。香港の近くに住んでいるが、今回の治療のために来日された。ご子息が東京で仕事をされていることも、今回の治療のきっかけとなったようだった。彼女の治療終了が近づいてきた時、ご子息が東京から来られていたので、ご本人とご子息にセンターでの治療について感想を伺った。勿論、私は中国語がわからないので、ご子息に通訳をしていただいた。

以下に会話の内容を簡単にまとめる。

1) 陽子線治療は非常に楽な治療で、体に負担がなかった。

2) 常に、センターの中国人医師がサポートしてくれたので、安心して治療を受けることができた。

3) 日本人の医師、看護師、治療技師や、ホテルのスタッフが優しかった。毎日の治療の開始や終了時の合図は、中国語を使ってくれて、皆さんの温かい気持ちが伝わった。

4) 治療期間中に中国から主人が見舞いに来てくれた。中国から、観光を兼ねて見舞いに来ることができる距離が嬉しい。

5) 毎日センター周辺の森を散策した。強いエネルギーを受けた気がした。

6) 綺麗なセンターでの治療は素晴らしかった。

　彼女は、治療終了当日の朝、指宿から鹿児島中央駅へ行き、新幹線で福岡に移動し、福岡空港からその日のうちに香港空港に飛び立った。そして、空港から車で自宅に帰ったそうで、帰宅後もとても元気な様子だったとご子息から聞いた。治療後の副作用がない陽子線治療だからこそ、このようなことが可能になるのだと再認識した。

2) 13 歳の少年

　13 歳の少年が治療に来た。

　中国で 2 度の手術を受けたのだが、残念ながら再発し、今回は主治医から陽子線治療を受けないかと勧められ、当センターに来た。彼は富裕層ではなかったのだが、彼のお母さんが SNS で事情を発信したところ、4000 人を超える人々がサポーターとなり、治療費用は彼らの寄付で集まった。

　治療開始後、センターで働いている 2 名の中国人スタッフに親子の状況を聞いたところ、寄付のお金は治療のためと親子で決めていたのだろうか、どこにも行かないで宿舎にこもっていた。これはいかんと思い、特別にセンターで費用を負担し、動物園、植物園や指宿観光をしてもらった。その後、2 人の楽しそうな写真を見せてもらい、安心した。お母さんは、逐次治療の状況を SNS で中国の支援者に発信していたので、以下のような当センターの考えも発信してもらった。

　「センターは、『幸せな医療』を世界中の患者さんに提供しています。母とたった 2 人で異国の地を訪れ、治療を受けることは、心身ともに大変であると想像に難くありません。少しでも二人が楽しく治療を受けられるように、センター全員で協力し、ベスト

をつくしています。楽しく明るくなってもらえることが、治る力になります。また、中国からの応援も治る力に繋がります。皆さん応援して下さい」。

　そんな彼も、無事に治療が終了した。治療の最終日に、彼とお母さんが折った 60 羽の折鶴と感謝の手紙をいただいた。

2-5.　JCI

　JCI とは、Joint Commission International の略で、国際病院評価機構のことを指す。

　これは、海外で治療を受けるアメリカ人が増加したことに伴い1997 年に設立されたもので、「患者を中心とした高品質のケアと治療」に焦点を当てている。

　簡単に表現すると、「米国人が自国以外の医療機関で医療を受ける場合、その病院は高い技術と安全性が確保されているのか？」と言うことを独自の基準で評価している機構だ。

　例えば、病院の廊下に何気なく置かれた箱や、観葉植物。これらの配置が悪く、患者さんが転倒して怪我をする可能性。滅菌方法、衛生状態が悪く病院内で新たな感染を引き起こす可能性。

　このようなことを、1000 以上の項目によって審査する。また、これは永久ライセンスではなく、三年に一度の再審査を必要とする。この承認を得る為に一番大切なことは、医療機関全体での一致団結だ。

　以下に、この JCI の認証を取得するプロセスで学んだことをいくつか列挙する。

1) 安全性

　「日本での安全」は個人の責任だが、「JCI での安全」は組織の責

任だ。そのため、組織を構成するスタッフが、安全に対して同じ感覚を持つ必要がある。たとえ新人でも、組織人として同じ感覚を持つように指導する必要がある。

2) 確実性

患者さんを呼ぶとき、日本では名前を呼んで確認するのが一般的だ。一方、JCI では、患者さんに「お名前は？」と尋ね、本人に名前を言ってもらう。その上、もう 1 つの確認も「生年月日は？」などで行う。これらは、相手の顔を覚えていたとしても毎回必ず行われる。

また、スタッフ間で電話を通してやり取りをした場合（医師から看護師など）、必ず復唱し、できる限り早く文書による指示書を作成しなければならない。

3) 確認

日本では、医療機関で働く場合、本人から卒業証書や医師免許・看護師免許等が勤務する医療機関に提出され、多くの場合それがそのまま受理される。しかし JCI では違う。必ず卒業大学に電話などして、卒業しているのが本人かの確認や、厚生労働省のホームページから医師等資格確認検索ができるので、それを利用して、必ず本人確認をする。

JCI には、これらのような項目が沢山あり、それぞれに基準が設けられチェックされる。

最初は「どうしてこんな面倒くさいことをするのだろう」と思っていたが、患者の取り違えや偽医者などの報道を知ると、真の安全のためには、簡単に実践でき、効果の高い確認作業のくり返しが大切だと痛感する。

　JCI 施設は、2019 年 1 月現在、世界中で 1076 施設ある。日本は 27 施設で、メディポリス国際陽子線治療センターは、2013 年 9 月に、日本での 8 番目の施設として認証された。すでに一度再審査を受けている。今後、東京オリンピックや万博などを通じて、さらに日本の国際化は進む。JCI 認証施設も含めて、日本の医療機関での医療通訳の活躍が期待される。

3. 医療通訳者のための薬剤知識と これからの薬剤師の役割

岸本 真

3-1. 医療通訳を介して薬剤師が患者に接する際に求められる事項

　薬剤師が医療通訳者を介し、患者に対して聴取や指導を行う際には、薬剤師自身が医療通訳のスキルを持っていることが最も望ましいが、多くの施設においては語学力のある他の職員やオンラインTV等による医療通訳を利用している。その際には、医療通訳者が薬剤師ではないことも少なくないため、起こりえる問題点としては、薬学領域における専門的な用語や表現が、うまく患者に通じないことである。そこで、3-2に医療通訳者に最低限理解を求める基礎知識をまとめた。薬剤師は、その基礎知識を共通認識の範囲として患者インタビューや指導を行うことにより、医療通訳者を介した状態でも表現の差違を最低限にすることができる。また、3-3では、薬を海外に持ち出す際に法的に注意が必要な事項と薬剤師が行うべきことについてまとめた。3-4では、実際に医療通訳を介して対応する際の流れをまとめた。さらに、3-5では、外国人入国者数の増加に伴い問題となってきている「輸入感染症」について、医療通訳を行う機会も増加してくると考えられるため、薬剤師と医療通訳者が共通して知っておくべき基礎的な知識についてまとめた。3-6では、近年外国人富裕層が高額な抗がん薬を使用するために来日するするケースが増えてきており、

医療通訳を必要とする機会が増えてきているため、最近のトピックスとしてがん化学療法に関して薬剤師と医療通訳者が共通して知っておくべき基礎的な知識についてまとめた。

3-2.　薬に関する基礎知識

1) 薬の種類（処方薬と市販薬）と飲み方

　医療において医薬品は切っても切れないものである。医薬品は医師の処方箋が必要な「医療用医薬品」と、薬局やドラッグストアで購入することができる「一般用医薬品（市販薬、OTC 薬）」「要指導医薬品」に分けることができる。病院やクリニックで使用する「医療用医薬品」は、医師が患者一人一人の病気やけがの程度、薬に対する感受性などを診断して処方箋を発行し、その処方箋をもとに薬剤師が調剤して患者に渡す薬である。さらにこの「医療用医薬品」は、「先発医薬品（新薬／新医薬品）」と「後発医薬品（ジェネリック医薬品）」に分けられ、近年ではバイオ医薬品に対する後続品であるバイオシミラー（バイオ後続品）も登場してきている。

①医療用医薬品（処方薬）

　医師の診断のもと医師が処方箋を出して、薬剤師が調剤するものを医療用医薬品、または処方薬といい、調剤薬局で購入する。ほとんどの処方薬は健康保険が適応され、保険薬局（健康保険が適応できる調剤薬局）で購入できる。医療用医薬品の目的は、病気に有効であること、つまり効果が高い。そのため、使われる有効成分の含有量も多く、効き目を強くしてあるものが多く、また、医師が診断してから処方するので、それぞれの患者の症状に合わせて、適切な薬をもらうことができる。

②一般用医薬品 (市販薬、OTC 薬)、要指導医薬品

　街の薬局・薬店・ドラッグストアで、処方箋がなくても患者・家族自身が自由に購入して使うことのできる薬。大衆薬、市販薬、OTC 薬ともいわれる。一般用医薬品・要指導医薬品は病院・診療所では直接購入することはできない (病院で購入できるのは、院内処方の医薬品のみ)。一般用医薬品・要指導医薬品の範囲は国ごとで異なっており、他の国では処方箋がなくても薬局で手に入る薬が、日本の法律 (医薬品、医療機器等の品質、有効性及び安全性の確保等に関する法律) では医師の処方がなければ購入できない場合がある。一般用医薬品はお年寄りから子供まで、大柄な人から小柄な人まで、どのような人が使用されるかがわからないため、安全性を最も重視して作られており、有効成分の含有量は、医療用医薬品と比べると少なめになっているものが多い。要指導医薬品は一般用になって間もないためリスクが不確定なものや、劇薬などがある。

2) 医療用医薬品 (処方薬) の種類

①先発医薬品 (新薬／新医薬品)

　先発医薬品は、長い研究開発期間をかけ臨床試験 (治験) を経て新しい成分の有効性や安全性が確認されたのちに国の承認を受けて発売される医薬品。新薬には特許があり、20 〜 25 年間は開発した会社が独占して製造・販売することができる。ただし、新薬は発売後も一定の期間 (再審査期間)、有効性や安全性について確認することが義務付けられている。薬価 (薬の値段) は開発コスト等が含まれているため比較的高い。

②後発医薬品（ジェネリック医薬品）

　再審査期間が終了した新薬の特許権存続期間が満了すると、先発医薬品と同じ有効成分の医薬品を後発医薬品として、他の製薬企業が製造・販売することが可能になる。後発医薬品は、先発医薬品と同一の有効成分を同一量含み、同一経路（経口、静脈注射など）から投与する製剤で、先発医薬品と同等の臨床効果や作用が確認されている。後発医薬品は研究開発に要する費用が低く抑えることができるため、先発医薬品と比べて薬価が安い。

③バイオ医薬品とバイオシミラー（バイオ後続品）

　バイオ医薬品は、タンパク質や、哺乳類の細胞、ウイルス、バクテリアなどの生物によって生産される物質に由来している医薬品。糖尿病の治療薬であるインスリンやがん、肝炎の治療薬であるインターフェロンなどが該当する。それに対して、バイオ後続品（バイオシミラー）とは、「先発医薬品の特許権存続期間が切れた後に発売されるバイオ医薬品」を指す。バイオシミラーは特許が切れた後に発売され、薬価が安く設定されているため、一見すると後発医薬品と同じように思われるが、実際には大きな違いがある。後発医薬品は先発医薬品と有効成分自体は化学合成できる化学物質であるため完全に同じ成分を使うことができるが、バイオシミラーでは有効成分は生物をもとに生産されるため完全に同じではなく、あくまでも似ている成分となる。

3）一般用医薬品（市販薬、OTC薬）、要指導医薬品の種類

　処方箋がなくても購入できる薬は、大きく「要指導医薬品」と「一般用医薬品」に分類される。さらに一般用医薬品は、リスクに応じて3つの区分がある。分類ごとに販売時の陳列や薬剤師など

の専門家の関わり方、情報提供の方法が決められている。特にリスクが高い第1類医薬品は、薬剤師が文書による情報提供を行った上で販売しなければならない。

①要指導医薬品

医療用に準じた医薬品。一般用になって間もないためリスクが不確定なものや、劇薬などがあり、自由に手に取ることができない場所に置いてあり、薬剤師から対面での指導、文書での情報提供を受けた上でなければ購入することができない医薬品（一部のアレルギー治療薬、胃腸薬（H2 ブロッカー）など）。

②第1類医薬品

自由に手に取ることができない場所に置いてあり、薬剤師からの情報提供を受けないと購入できない医薬品（一部のアレルギー治療薬、劇薬、むくみ改善薬など）。

③第2類医薬品

自由に手に取ることができる場所に置いてある。薬剤師または登録販売者による情報提供に努めていなければならない医薬品（主なかぜ薬、解熱鎮痛薬など）。

④第3類医薬品

自由に手に取ることができる場所に置いてあり、薬剤師または登録販売者による情報提供についての義務はないが、購入時に疑問点がある場合には説明を受けることのできる医薬品（主な整腸剤、ビタミン剤など）。

4) 医療用医薬品 (処方薬) の薬効による分類

　医療用医薬品は薬効により作用する部位が異なる。主な薬の作用する部位は以下のとおりである。

①中枢神経
　解熱薬、鎮痛薬、消炎薬、抗めまい薬、睡眠薬、安定剤、医療用麻薬

②感染症
　抗菌薬、抗生物質、抗真菌薬、抗結核薬

③呼吸器官
　去痰薬、気管支拡張薬、含嗽薬 (うがい薬)、ステロイド薬

④消化器官
　健胃消化薬、止瀉薬 (下痢止め)、整腸薬、下剤、制吐薬、浣腸薬

⑤栄養、代謝
　ビタミン薬

⑥免疫、アレルギー
　抗アレルギー薬、抗ヒスタミン薬、ステロイド薬

⑦内分泌
　ホルモン薬 (インスリン等)、ステロイド薬

⑧循環器

血圧降下薬、昇圧剤、利尿薬

⑨多用途

漢方薬

⑩悪性腫瘍 (がん、悪性新生物)

抗がん薬 (化学療法薬、分子標的治療薬、免疫療法薬)、ホルモン薬

5) 薬の形 (剤形) による分類と使い方

①内服薬 (飲み薬)

薬の中で最も多い剤形であり、口から飲む (服用) ことにより体に取り込む。

- ・錠剤：粉末や顆粒を圧縮して飲みやすくした薬。

　　飲み込むもの、なめて溶かすもの (トローチ)、噛み砕いて飲むもの (チュアブル錠)、舌の下に挟んで溶かすもの (舌下錠)、水に溶かして飲むもの、水で懸濁して飲むものなどがある。

　　口腔内崩壊錠 (OD錠) や速崩錠といった、錠剤が速やかに崩壊する錠剤もある。

- ・カプセル剤：カプセルに粉薬や顆粒剤、マイクロカプセル等を詰めた「硬カプセル剤」、液体を詰めた「軟カプセル剤」がある。

- ・散剤 (粉薬)：粉末状の薬。そのまま飲む、懸濁して飲む、オブラートに包んで飲む。

- ・顆粒剤：散剤を粒状にした薬。散薬に比べ、飛び散ったり、

飲むときにむせこんだりしにくい。水で懸濁してから服用する薬もある。

・液剤：液状の薬。
・シロップ剤：苦みがある薬を甘いシロップに薬を溶かして飲みやすくしたもの。小児用として用いられることが多い。
・ドライシロップ剤：苦みのある散剤をシロップで粒状に固めた薬。小児用の抗菌薬に多い剤形。そのまま飲む、水で練って上あごに塗るなどして服用する。

②外用薬

・軟膏剤：ワセリンなどの油性の基剤に有効成分を分散した塗り薬。
・クリーム剤：水と油を混ぜて乳化した水性の基剤に有効成分を分散した塗り薬。
・液剤・ローション剤：液状の塗り薬。
・ジェル：液剤をジェル状にした塗り薬。
・スプレー剤：薬が泡状に噴き出る塗り薬。
・点眼薬：目に滴下して使用する液剤。
・点鼻薬：鼻の穴に滴下または噴霧して使用する液剤。
・点耳薬：耳に滴下して使用する液剤、「耳浴」という用法もある。
・うがい薬（含嗽薬）：口や喉の殺菌や感染予防に使う薬。粉末を溶かしてうがいする薬や液体をさらに薄めてうがいする薬、スプレー剤などがある。
・吸入薬：口から吸い込んで使う薬。喘息の発作などに使う。液体が微粒子となって噴き出るエアゾール剤や微粉末を吸入するドライパウダー剤などがある。製薬メーカーによって吸入器の構造や使用法が異なるため、それぞれに合わせた指導

が必要となる。

・坐薬：肛門や膣に挿入して用いる医薬品の製剤（膣に挿入する剤形は膣錠とも呼ぶ）。
・貼付薬（貼り薬）：患部に貼って使う薬（湿布）、パップ剤（水性）、プラスター剤（油性）、テープ剤（油性）などがあり、局所の皮膚や筋肉の炎症や痛みをとる。また、皮膚から薬を吸収させ、全身に作用させる薬もある。

③注射剤

皮内注射、皮下注射、筋肉注射、静脈内注射などがある。インスリンの注射薬は皮下注射に該当する。

④屯用薬

症状が出た時、発作や症状がひどいときに使用する目的で処方された薬。

・内服薬（頓服薬）：解熱薬、鎮痛薬（痛み止め）、鎮咳薬（咳き止め）、制吐薬（吐き気止め）、発作治療薬（舌下錠）
・外用薬（屯用）：坐薬、吸入薬

6) 処方薬の処方量について

受診した際に「薬が効かないので、処方量を増やしてほしい」「何度も病院に来るのが大変なので1か月分の量を出してほしい」と希望する患者もいるが、日本では健康保険で認められた用量・用法、効能、効果で処方している。長期間の処方は慢性疾患では可能な場合が多いが、睡眠薬など一部の薬剤においては処方日数・処方期間に制限がある薬もある。

7) 薬の飲み方・使用法に関する表現

　薬を飲むタイミングのことを「用法」といい、その薬にとって最も効果があらわれやすくなるための飲むタイミングのことである。薬は一日に決められた量を決められたタイミングで飲まなければ十分な効果は得られない。用法は大きく次のように分かれる。

①食前：食事の30分前

　食前に飲む薬として、吐き気止め、漢方薬などがある。食前の胃の中には何も入っていない状態なので、胃への負担が少ない薬を飲む場合にあてはまる。

②食直前：食事の直前

　食直前に飲む薬として、一部の糖尿病薬があてはまる。食後の過血糖を抑える薬で、食後では期待する効果があらわれないためである。

③食直後：食事のすぐあと

　直後に飲む薬として、透析患者が飲むリン結合剤などがある。これは食事に含まれるリンを吸着するためである。

④食後：食事の30分後

　ほとんどの薬が食後であるが、これは食物が胃の中に残っていることで、胃の負担を軽減することや、飲み忘れを防ぐ効果がある。また脂溶性の薬（ビタミンD、E、K等）も吸収を助ける胆汁の分泌が食後におこるため、食後に服用する。

⑤食間：食事の2時間後

　食間とは「食べている間に服用する」と誤解されている患者さんがいた。通訳者の一部に誤解があってはいけないので確認しておきたい。食間に服用というのは複数の薬を使っている場合、他の薬の影響や食事の影響等の相互作用を避けることができる。

⑥寝る前：寝る30分前

　寝る前に飲む薬は翌朝の便通の効果を期待する下剤や寝つきや睡眠を持続するための睡眠薬、夜間に活発になる胃酸の分泌を抑える胃薬などがある。

　一方、頓服薬に関しては、使用目的となっている症状に対して最も有効的な服用タイミングで用いられる。主な頓服薬の用法は以下のとおりである。

- ・痛みがひどいとき：鎮痛薬
- ・熱が高いとき：解熱薬
- ・眠れないとき：睡眠薬
- ・便秘のとき：下剤
- ・下痢のとき：止瀉薬（下痢止め）
- ・吐き気がするとき：制吐剤
- ・咳が出るとき：鎮咳薬（咳止め）

　1回に服用する薬の量を「用量」という。薬の飲み方を指導する際には、先の用法と用量、服用期間を組み合わせて説明する必要がある。

- ・用量：1回に〇〇錠／カプセル／包（粉薬）／メモリ（水薬）／mL（水薬）
- ・用法・期間：1日〇〇回〇〇日間

・タイミング：起床時・食前・食直前・食直後・食後・食間・寝る前、〇〇時間ごと、〇〇時

　頓服薬に関しても同様であるが、服用期間が回数となっていることが多い。また、使用できる回数や数の上限が設定されていることもあるため、しっかりと指導する必要がある。

・用量：1回に〇〇錠／カプセル／包（粉薬）／メモリ（水薬）／mL（水薬）
・用法・回数：〇〇回分
・タイミング：痛みがひどいとき、熱が高いとき、眠れないとき、便秘のとき、吐き気がするとき等
・回数等の条件：1日〇〇回まで、〇〇時間以上開けて飲んでください。

　一方、外用薬については処方箋上では全量処方となっているため、用法の1回量をしっかりと確認し、指導する必要がある。

・内服薬の場合
　Rp. ●●錠　1回1錠　発熱時　10回分　→　1回量は1錠
・坐薬の場合
　Rp. ●●坐剤　10個　（1回1個　発熱時）　→　1回量は1個
・貼り薬の場合
　Rp. ●●貼付剤　10枚　（1回1枚　胸部に貼付）
　→ 1回量は1枚

8) 薬の飲み合わせ

　薬によっては他の薬と併用できない種類の薬がある。また、漢方薬やサプリメントを服用している人の中には、それらを「薬」と意識していないことが多いため、その点を注意して患者に確認

する必要がある。

　薬によっては食事との飲み合わせにも注意が必要な種類の薬もある。例えば、ワルファリンという抗凝固薬は、クロレラや青汁などのビタミンKを含む食べ物や納豆（納豆菌がおなかの中でビタミンKを合成する）を食べると、ワルファリンの作用が弱くなってしまう。また、グレープフルーツを食べると薬によっては薬が分解して体の外に出ていくのが阻害されてしまう薬もある。

　このように、薬と薬の飲み合わせだけでなく、サプリメントや嗜好品、食物にも注意が必要な場合があるため、患者に十分確認する必要がある。

9) 薬を服用する際の注意事項

　薬は必ずコップ一杯程度の水または白湯で飲む。薬の種類によってはジュース、牛乳などと一緒に飲むと、副作用が出ることや薬の効果がなくなることがある。また、薬の苦味が強くなるなど服用が困難になることがある。最近多くの医薬品で採用されている剤形である口腔内崩壊錠（OD錠）や速崩錠は、服用すると口腔内の唾液だけで速やかに錠剤が崩壊するが、基本的には水でしっかりと服用することが望ましい。

　患者の中には水なしで薬だけを飲もうとしたり、ジュース等で飲もうとする人がいるため、薬剤師から薬を飲む際の注意点や副作用などを十分に説明してもらう必要がある。

10) 院外処方と院内処方の違い

　「院外処方」とは厚生労働省が進める医薬分業の制度に伴い行われるもので、医師が薬を渡す代わりに院外処方箋を発行し、病院の外にある「調剤薬局」の薬剤師が処方内容、薬の飲み合わせ

等を再確認し、薬を渡すシステムのことであり、世界のほとんどの先進国で実施されている。なお、病院内の薬局で受け取ることは「院内処方」と呼んでいる。

11）お薬手帳

　調剤薬局や医療機関で調剤された薬の履歴をまとめた手帳のことで、原則としてすべての薬局利用者へ発行される。最近では「電子お薬手帳」のサービスも普及してきており、スマートフォンのアプリ等で管理できるようになってきている。

①お薬手帳に記録される内容

・患者情報：患者氏名、性別、生年月日、血液型、住所、連絡先、アレルギーの有無、副作用歴の有無、過去の病歴、かかりつけ病院・診療所、かかりつけ薬局
・処方内容：処方日・調剤日、調剤薬局名、処方箋発行医療機関名、薬剤名、薬剤の用量・用法、日数、ジェネリック医薬品か否か等

②お薬手帳のメリット

・飲み合わせや薬の重複をチェックし、副作用や飲み合わせのリスクを減らすことができる。
・副作用歴、アレルギー、過去にかかった病気などの情報を伝えることができる。
・旅行や災害、急に具合が悪くなったときなどに、自分の薬の情報を正確に伝えることができる。

③電子お薬手帳

　平成28年4月からの医療制度改革により、紙のお薬手帳と同様に、電子お薬手帳（お薬手帳アプリ）が利用可能となった。電子お薬手帳は薬に関する基本的な情報提供はもちろん、スマートフォンの利点を生かした、健康管理に便利な機能が搭載されているものも開発されている。中には処方された薬の情報を自動的に登録したり、事前に処方箋を薬局に送信できる機能や、薬の服用時間を知らせる機能などを備えているものもある。

3-3.　法的に注意が必要な事項
1) 海外に持ち出す際に注意が必要な薬

　日本からの医薬品の持ち出し、持ち込みは基本的には1ヶ月分が可能である。慢性疾患などの持病がある場合は、かかりつけ医に慢性の病気が安定していることを確認する必要がある。慢性疾患に対する医薬品を持参する場合には、持参する医薬品を証明する「英文薬剤携行証明書」や処方箋のコピー等を準備する必要がある。また、日本では服用できても、入国先によっては持ち込み禁止の成分や、持ち込める分量に上限のある場合があるため、事前に入国先の大使館などで確認する必要がある。

①向精神病薬

　向精神病薬とは、抗うつ薬、精神安定剤、睡眠薬、中枢神経刺激薬、抗てんかん薬として処方される医薬品のことである。向精神薬は、自己の疾病治療の目的である場合、1ヶ月分以内の量を携行して出国することができる。さらに、自己の疾病治療のため特に必要であることを証明する医師の書面もしくは処方箋の写しがあれば、1ヶ月分を超える量を携行して出入国できる（麻薬

及び向精神薬取締法；第 50 条の 11 第 2 号・施行規則 第 30 条）。ただし、日本で睡眠薬として使用される「フルニトラゼパム」は米国等では持ち込み禁止薬に該当するため注意が必要である。このように、持ち出す医薬品が現地での規制薬に該当するか否かは入国先の在日大使館などで確認する必要がある。

②麻薬

患者が自己の疾病のために必要な医療用麻薬の場合は、事前に地方厚生（支）局長の許可を受け、麻薬携帯輸出許可書とともに、麻薬を携帯して出国することができる。詳細は、各地方厚生局に確認するとより確実である（麻薬及び向精神薬取締法；第 13・17 条）。

③注射薬

インスリンやインターフェロンなどの注射剤を飛行機内への持ち込みは、医師による英文の薬剤携行証明書が必要となる。

④市販薬

市販薬は、日本からの持ち出しは 2 ヶ月分までが可能とされている。しかしながら、市販薬の中には持ち込み禁止薬に該当する成分が含有していることもあるため確認が必要である（例：咳止めなどにはコデインが少量含まれていることがある）。

2) 英文薬剤携行証明書

英文薬剤携行証明書とは、海外に持参する医薬品でトラブルを起こさないための英文の証明書である。この証明書の作成は、主に薬剤を処方した医師や調剤した薬局の薬剤師が作成し、署名サ

インをもって正式なものとなる。なお、公的に規定された形式はない。英文薬剤携行証明書には患者氏名、疾患名、薬剤名（一般名）、剤形、含有量、数量、医師名・病院名および住所、電話番号等を記載する。また、お薬手帳などをもとに、近くの日本旅行医学会の認定医や海外に持参する医療文書を専門とする会社等に依頼し作成してもらうことも可能である。

3-4.　医療通訳を介して対応する際の流れ

　実際にオンライン TV 等による医療通訳を介して対応する際に、抑えておくべきポイントを「受付対応時」「患者インタビュー」「薬効・用法・用量の説明」「注意事項の説明」「理解度の再確認」の流れに沿ってまとめた。これらの内容については、事前に各施設にあったチェックリスト等を作成し、医療通訳と併用することで、翻訳による差違を防ぐだけでなく、確認すべき事項の漏れを防ぐことにもつながる。

1）受付時対応

・この薬局（病院）は初めてですか。
・この問診票に必要なことを記載してください。
・健康保険証をもっていますか。
　健康保険証がない場合には自費になることを伝えておく必要がある。
・処方箋を出してください。
・名前が呼ばれるまで、こちらでお待ちください。
・待っている間に具合が悪くなった際には申し出てください。

2) 患者インタビュー

- ・今日はどうされましたか。(現病歴の確認)
- ・その症状について詳しく教えてもらえませんか。(現病歴の確認)
- ・お薬手帳はお持ちですか。
- ・今何か薬を飲んでいますか。(現在服用薬の確認)
- ・市販薬ですか。処方薬ですか。(現在服用薬の確認)
- ・薬や食物でアレルギーはありますか。(アレルギー歴の確認)
- ・これまで薬を使用して具合が悪くなったことはありますか。(副作用歴の確認)
- ・どこか病院に通っていますか。(受診歴、既往歴の確認)
- ・何か病気をされたことはありますか。(既往歴の確認)
- ・飲みにくい薬(剤形)はありますか。(服用可能な剤形の確認)
- ・現在妊娠している可能性はありますか。授乳していますか。

3) 薬効・用法・用量の説明

- ・●●の薬です。(薬効の説明)
- ・1回●●錠、1日●●回、●●時に飲んでください。(用量・用法の説明)
- ・●●日分(回分)出ております。(服用期間・回数の説明)

4) 注意事項の説明(該当する薬剤がある際には伝える必要がある。)

- ・眠くなることがあるため、車の運転などの機械操作はしないようにしてください。
- ・お薬と一緒に飲むと薬の作用が強くあらわれることがあるため、飲酒はひかえてください。

・グレープフルーツは薬の作用に影響するため、摂取しないでください。

・ミルク・お茶は、●●時間くらい飲まないでください。

・尿や便の色が変わることがありますが、心配ありません。

・症状が消えても治ったと勝手に判断せず、最後まで飲んでください。

・投与中母乳中へ移行しますので、授乳を避けてください。

・妊娠の可能性がある場合は、直ちに医師又は薬剤師に相談してください。

・別の病気などで医療機関に受診される時は、この薬を処方されていることを伝えてください。

・薬を飲んで以下の症状が出たり、体の調子がおかしい時は、服用を中止して医師又は薬剤師に相談してください。

　　胃痛、顔色がそう白になる、筋肉に力が入らない、口渇、蕁麻疹、頭痛、吐気、腹痛、発疹、ほてり、めまい

・何か変だと感じたら、医師または薬剤師に相談してください。

5) 理解度の再確認

　医療通訳を介して行った指導の内容が、実際に患者に伝わっているかどうか、最終的に確認する必要がある。

・何かご不明な点がありますか。

・服用していて気になる点がある際には、ご連絡ください。

3-5.　輸入感染症の現状と薬剤師・医療通訳者が知っておくべき基礎知識

1) 輸入感染症の現状

　日本に滞在する外国人の数が急増しており、2013 年に初めて

1000万人を突破し、わずか3年後の2016年には倍以上の2400万人に達し、2017年には2700万人と前年よりも300万人以上増加している。旅行者の増加だけでなく、外国人労働者数や留学生の数も増えており、2017年の外国人労働者数は120万人で前年より20万人ほど増加している。外国人留学生の数も2017年は27万人にものぼっている。年間4000万人以上が海外からわが国に入ることで、感染症が持ち込まれるリスクも高まっている。海外から日本に持ち込まれる感染症を「輸入感染症」と呼び、国内ではほとんど見られない感染症で、旅行者や輸入食品などを通じて国内に持ち込まれた症例のことを指す。海外で感染した日本人や外国人が国内に入って発症する例が大半を占める。例えば、2014年にはデング熱が東京中心に流行し、162例の感染例が報告された。これは、デングウイルスが存在する熱帯・亜熱帯地域で感染した感染者が日本に持ち込み、日本で発症し、蚊を媒介して広がったと推定されている。2017年には、麻疹の輸入感染症が発生した。これは、成田から入国した外国籍の女性が、旅行で日本国内を広範囲に移動する途中で発熱と発疹が出て、麻疹と診断されたため、感染可能期間中（潜伏期間、発症後）に滞在した多くの都府県の医療機関に注意喚起が行われた。訪日外国人はアジアなどの発展途上国の出身者が多く、それら地域でみられる感染症が「輸入感染症」として注意すべき症例でもある。2016年に東京都が都内の有床医療機関を対象に行った調査によると、外国人の受診理由としては発熱が最も多く。一般的には風邪などの感染症を考えるが、発展途上国の出身者ではデング熱、マラリア、腸チフスなどの熱帯地域特有の感染症の可能性を考える必要がある。したがって、外国人が日本の医療機関を受診する場合、元々の居住国や海外旅行先で感染症に罹患してから来日していること

もあるため、日本の居住者とは違った鑑別診断を立てて対応する
必要がある。さらに、麻疹、風疹、結核など、感染力が強く社会
への影響の大きい疾患に罹患している可能性もあるため、それら
を念頭においた対応が必要となる。

2) 対応に当たる場合に受けておくべき予防接種

特に、アジア、アフリカ圏では麻疹、風疹、結核の感染リスク
が高いため。対応する職員は事前のワクチン接種が必要となる。
むろん、医療通訳者も同様であり、ワクチンを接種していない場
合には、オンラインTV等を用いた医療通訳を活用することで患
者との接触を防止することができる。

3) 感染症が疑われる外国人旅行者に対して問診を行う際に収集
すべき情報

外国人患者から電話相談があった場合、もしくは窓口に来た場
合には、年齢、性別、渡航元、症状（発熱、皮疹、気道症状、消
化器症状は必ず）とその発症時期・期間、暴露の有無（咬傷、経
口摂取、土壌との皮膚接触、性行為感染症、病人との接触など）
を確認し、下記に該当する場合には感染対策が必要な可能性の高
い患者として医療機関での取り決めに基づき必要な対策を行う。

・呼吸器症状がある場合

・発熱発疹がある場合

・消化器症状がある場合

4) 患者の症状に応じた感染対策

患者の症状に応じて標準予防策に加えて感染経路別予防策をプ
ラスして行う。薬剤師・医療通訳者についても直接患者対応を行

う際には同様の予防対策が必要となる。

　標準予防策：マスク、ゴーグル、プラスチックエプロン、手袋
　　などを使用

　感染経路別予防策：空気、飛沫、接触の 3 つに分けられる
　・空気予防策：N95 マスクの使用、ワクチン接種など
　・飛沫予防策：サージカルマスクの使用など
　・接触予防策：ガウン、手袋の使用など

①呼吸器症状がある場合

　・鼻汁、鼻閉（上気道症状）
　　　季節性インフルエンザ（飛沫予防策）、感冒（飛沫予防策）、
　　中東呼吸器症候群（MERS）（特殊な感染対策）、新型インフル
　　エンザ（特殊な感染対策）

　・咳、喀痰（下気道症状）
　　　結核（空気予防策）、肺炎（飛沫予防策）

②発熱発 疹がある場合

　・発熱、皮疹
　　　麻疹（空気予防策）、水痘（空気予防策）、風疹（飛沫予防策）、
　　髄膜炎菌感染症（飛沫予防策）、水痘（接触予防策）、ウイルス
　　性出血熱（特殊な感染対策）

③消化器症状がある場合

　・消化器症状
　　　感染性腸炎（接触予防策）

5) 患者の潜伏期間から考慮すべき感染症

感染症には症状がでるまでの潜伏期間がそれぞれ存在する。3-5 の 3) において発症時期・期間を確認することで感染症を特定する有用な情報となる。

① 10 日以内

アルボウイルス感染症 (デング熱、チクングニア熱、ジカウイルス感染症など)、ウイルス性出血熱、細菌性腸炎、ウイルス性腸炎、リケッチア症、ペスト、インフルエンザ、炭疽

② 11 〜 21 日間

アメーバ赤痢、マラリア (特に熱帯熱マラリア)、レプトスピラ症、腸チフス・パラチフス、リケッチア症、アフリカトレパノソーマ、ブルセラ症、腸管原虫疾患、A 型肝炎、E 型肝炎、糞線虫症、ライム病、皮膚ハエ症／スナノミ症／疥癬

③ 30 日以上

マラリア、結核、ウイルス性肝炎、腸管寄生虫感染症、HIV 感染症、住血吸虫症、フィラフィア症、アメーバ性肝膿瘍、リーシュマニア症、アメリカトリパノソーマ

6) 患者の曝露から考慮すべき感染症

感染症は感染経路と症状・潜伏期間から推定することができる。したがって 3-5 の 3) において暴露の有無を確認することで感染症を特定する有用な情報となる。

①咬傷

・蚊

　　マラリア、デング熱、黄熱病、日本脳炎、ウエストナイル熱、フィラリア症、チクングニア熱、ジカウイルス感染症

・ダニ

　　ボレリア症（ライム病、回帰熱）、リケッチア症（発疹チフス、ロッキー山紅斑熱）、クリミア・コンゴ出血熱、Q熱、野兎病、ダニ媒介性脳炎、エーリキア症

・ハエ、アブ

　　アフリカトリパノソーマ症、ロア糸状虫症、リーシュマニア症、バルトネラ症, サルモネラ感染症、ハエウジ症

・ノミ

　　ペスト、スナノミ症

・サシガメ（カメムシの一種、一般のカメムシと異なり肉食）

　　シャーガス病

②経口摂取

・水

　　A型肝炎、E型肝炎、コレラ、ノロウイルス感染症、サルモネラ感染症、腸チフス、パラチフス、細菌性赤痢、アメーバ赤痢、ジアルジア症、ポリオ、クリプトスポリジウム症、サイクロスポーラ症、メジナ虫症

・乳製品

　　ブルセラ症、結核、サルモネラ感染症、細菌性赤痢、リステリア症

・非加熱食品

　　細菌性下痢症、蠕虫症、原虫症

・淡水曝露

　　レプトスピラ症、住血吸虫症、アカントアメーバ症、ネグ
　　レリア症

③土壌との皮膚接触

　　鉤虫症、皮膚幼虫移行症、内臓幼虫移行症、レプトスピラ
　　症

④性行為感染症

　　HIV 感染症、B 型肝炎、C 型肝炎、梅毒、淋菌感染症、ク
　　ラミジア感染症、ヘルペスウイルス感染症、パピローマウイ
　　ルス感染症

⑤病人との接触

　　肺炎、結核、髄膜炎菌感染症、リウマチ熱、ラッサ熱

6) 発展途上国からの外国人に疑う感染症

　3-5 の 1) で示したように、発展途上国からの外国人へ対応する機会が増えてくるため、発展途上国からの外国人に疑う感染症について、右の表に症状、潜伏期間から疑う感染症をまとめたので、参考にしていただきたい。

7) インフルエンザに対して日本で処方される医薬品

　感染症に対して一般的には、発熱時には解熱鎮痛剤 (内服、坐薬等)、細菌感染に対しては原因菌に合わせた抗菌薬 (内服) が処方されることがほとんどである。その際の医療通訳を介して指導を行う上でのポイント等については 3-2 でまとめたとおりである。

また、発熱や下痢の症状の際には、十分な水分補給が必要となるため、薬に関する説明だけでなく、経口補水液等を用いた保水についても十分に説明する必要がある。季節性の感染症で多くの外国人も罹患する可能性がある疾患としてインフルエンザウイルス感染症がある。インフルエンザの治療薬に関してはその用法・用量が医薬品やその目的により異なるため、混乱しやすい。また、吸入薬はディバイスの使用法をしっかりと患者に伝えないと、薬剤の効果を十分に引き出すことは困難である。そこで次頁でインフルエンザウイルスに対して日本で処方される主な医薬品についてまとめた（2020 年 2 月時点）。

症状	一般的な潜伏期間	暴露	疑う感染症
発熱	1 週間以内	蚊	デング熱
		病人（罹患者）との接触等	インフルエンザ
	1 週間以上	蚊	マラリア
		水、非加熱食品　等	腸チフス
		水、非加熱食品　等	ウイルス性肝炎
下痢	1 週間以内	水、非加熱食品　等	細菌性腸炎
		水、非加熱食品　等	ウイルス性腸炎
	1 週間以上	水、非加熱食品、土壌との皮膚接触　等	原虫性、寄生虫性腸炎

①オセルタミビル（タミフル®）……内服薬（カプセル、ドライシロップ）

治療：1日2回　5日間内服

予防投与：1日1回　10日間内服

②ザナミビル（リレンザ®）……吸入薬（ドライパウダー）

特徴：ドライパウダーが4回分封入された（1回分を1ブリスター（BL）とよぶ）円盤タイプのカードリッジ（ロタディスク（LD）とよぶ）を専用吸入器にセットして用いる。

治療：1日2回　1回2吸入　5日間吸入

予防投与：1日1回　1回2吸入　10日間吸入

③ラニナビル（イナビル®）……吸入薬（吸入粉末）

特徴：薬剤が事前に2回分セットされた使い捨ての吸入器。胴体部の薬室部分をスライドして使用する。

治療：1日1回　1回2吸入　1日のみ吸入　（10歳未満では1回1吸入）

予防投与：1日1回　1回2吸入　1日のみ吸入　または　1日1回　1回1吸入　2日吸入　（10歳未満では1日1回1回1吸入　1日のみ吸入）

④ペラミビル（ラピアクタ®）……注射薬

治療：1日1回　点滴注射　1回のみ（症状によっては反復投与）

予防投与：適応なし

⑤バロキサビル（ゾフルーザ®）……内服薬（錠剤、顆粒剤）

治療：1日1回　1日のみ内服

予防投与：適応なし

3-6.　来日してがん化学療法を受ける外国人の現状と薬剤師・医療通訳者が知っておくべき基礎知識

1) なぜ日本の医療を求めるのか

　近年、外国人富裕層、特に中国人富裕層が高額な抗がん薬を使用するために来日するするいわゆる「医療渡航」するケースが増えてきており、入院だけでなく外来化学療法室においても医療通訳を必要とする機会が増えてきている。中国の多くの富裕層が日本での健康診断を希望する理由として、日本は長寿大国で、栄養バランスや高度な医療サービス・健康診断が充実しており、移動に関しても飛行機を使えば北京から成田までは 4 時間 25 分、大阪までは 3 時間 25 分、上海から羽田までは 3 時間 35 分、大阪までは 2 時間 35 分と、日本国内を移動するより早く移動できるため、富裕層にとっては日本の医療は大変魅力的と言える。

2) がん化学療法の基本

　①がん化学療法の目的と役割

　一般的にがん化学療法の目的は治癒を目指すものと延命および症状緩和とに分けられる。例えば大腸癌などの消化器がんにおける目的は、「切除手術の補助療法による治癒率の向上」「切除不能・再発がんに対する延命と症状緩和」となる。

　②抗がん薬とは

　一般的に「抗がん薬」とは、がんの増殖を抑制する薬剤の総称である。作用により分類される。なお、ホルモン療法薬を加えることもある。

　・化学療法薬

　　化学物質によってがんの増殖を抑え、がん細胞を破壊する。

いわゆる「毒」であり、殺細胞性抗がん薬とも呼ばれる。化学物質、植物由来の物質等あり、歴史も古く、比較的価格は高くない。またジェネリック医薬品も多数上市されている。

・分子標的治療薬

　　疾患に関連する特定の生体分子が同定かつ検証されており、その分子に対し特異的に作用するように設計あるいは選択され開発されてきた医薬品。低分子化合物、抗体薬等が含まれる。世界中で開発されている抗がん薬の大半が分子標的治療薬に属するものである。分子標的治療薬は、すべてのがん患者において効くわけではないが、標的分子機能的に働いているがん細胞を有する患者では高い有効性が認められる。化学療法薬（殺細胞性抗がん薬）とは異なるタイプの決して軽度とは言えない副作用が現れる。また、耐性出現は、がん細胞の標的遺伝子が変異することに起因することが多い。これら分子標的治療薬は、異なる作用点の他の抗がん剤と併用することにより効果増強が認められる。さらに、抗体薬以外は経口薬が数多く開発されている。なお、注射薬、内服薬ともに高額な薬剤である。

・免疫療法薬

　　がん細胞が免疫の働きにブレーキをかけて免疫細胞の攻撃を阻止していることが判明したため、それを解除する薬剤（免疫チェックポイント阻害薬）を用いて、がん細胞によるブレーキを解除することで免疫細胞の働きを再び活発にしてがん細胞を攻撃できるようにする治療に用いる薬。ニボルマブ（オプジーボ®）やペンブロリズマブ（キイトルーダ®）などがこれに該当する。いずれも非常に高額な薬剤である。

・ホルモン療法薬

　　がん細胞の増殖にかかわる体内のホルモンを調節して、がん細胞が増えるのを抑えるために用いる薬。

③標準療法とレジメンとは

　「標準療法」とは、科学的な根拠に基づいて、現在利用できる最良の治療であることが証明されている治療のことである。標準療法が複数あることもある。がんの種類や進行の程度でより適切な標準療法が選択される。この標準療法はいわゆる最先端の治療とは異なる。テレビ等のメディアにおいて最先端の治療として、様々な新しい治療法が紹介されているが、それらが必ずしも最も優れているわけではない。このような標準療法は使用する抗がん薬の投与量や投与時間、組み合わせを規定したもので、実際に患者に投与することができるわけではない（例：「ハンバーガー」と書いてあるがそれだけで、どのようにハンバーガーを作るかは書いていないため、それだけではハンバーガーは作れない）。したがって、抗がん薬を実際投与する場合の計画書が必要となる。これを「レジメン」と呼んでいる。レジメンでは各抗がん薬の特性に合わせて薬を溶かしたり希釈したりする溶液の組成や量、投与速度、投与順などが決められ、時系列で計画書が作られる。また、吐き気などの副作用対策に使用する薬や抗がん薬投与後の休薬期間なども盛り込まれている。実際にはこのレジメンどおりに治療が行われている（例：「ハンバーガー」の詳細なレシピが書いてあるため、レシピどおりに作ると誰でも同じハンバーガーを作ることができる）。患者に治療の流れを説明する際には、レジメンの内容に沿った説明が必要で、多くの施設では専用の説明書を作成している。外国人に対して説明する際には、それら説明書を対応

した言語に事前に修正しておく必要がある。なお、写真や図で流れを表示しておくと、説明しやすく、患者の理解も得やすい。

3) 外来化学療法について

　「抗がん剤の治療」と聞くと多くの方は、長く入院し、点滴につながり、吐き気等の副作用に苦しみ、痩せていき、家に帰るのもすべての治療が終わらなければ帰れないようなイメージを持つが、そのような抗がん剤治療はすでに過去のものである。近年の抗がん薬を用いたがん化学療法は、抗がん薬の進歩だけでなく、抗がん薬の組み合わせを工夫することによる治療成績の向上と副作用の軽減が図られてきている。さらに、吐き気等の副作用を抑える支持療法薬の開発、持続ポンプの開発や小型化など治療に用いる装置の進歩により、副作用や点滴スケジュールのマネジメントの関係で入院でしか行えなかった注射抗がん剤を用いたがん化学療法が、点滴を行う際のみ病院の外来点滴室で投与を行い、あとは次の治療の日までは自宅で過ごすこと、つまり外来通院で行うことを可能とした。例えば、大腸がんの注射抗がん剤を用いた治療で、3剤の抗がん薬を点滴時間薬剤A90分、薬剤B15分、薬剤C36時間を2週間おきに行う治療がある。この治療においては薬剤Cを行う36時間は最低入院が必要で、副作用等のマネジメントの関係で最低でも7日間入院が必要であった。それが、吐き気等の副作用を抑える薬の開発により4日間の入院で済むようになった。さらに、持続注射できるポンプの開発により36時間の持続点滴が自動で行われる電源を必要としない小型ポンプが開発されたことと、患者自身でも安全に抜くことのできるディバイスの開発により、薬剤AとBを点滴し、薬剤Cをつないだままで自宅に帰り、36時間後に自宅で針を抜く流れが出来上がっ

た。つまり、入院を必要としない、2週間に1日だけ外来で点滴をするだけでよくなった「外来化学療法」への移行を可能とした。なお、治療によっては3週間に1日、4週間に1日外来治療を行えばよいものもある。このように、専門スタッフを配置し、外来での注射抗がん薬の点滴治療を集約的かつ安全に行う病院内の部署を「外来化学療法室」と呼び、近年の国策である「がん医療の均てん化」に伴い、大規模病院だけでなく、多くの地方中小病院においても稼働している。なお、日本の外来化学療法室の水準は非常に高い。したがって、遠くない海外から治療に通ってくる外国人も増えてきている。

4) 一般的な外来化学療法の流れ

　癌腫や薬剤によって、外来化学療法の時間等は異なるが、一般的な流れについて以下にまとめた。注射抗がん薬の投与日以外は在宅であるため、内服薬がセットとなっている治療においては、内服薬を確実に服用するように指導を行い、理解度を確認しておく必要がある。

①投与前検査

　抗がん薬の投与を行う前には必ず血液検査等を行い、投与が可能かどうかチェックを行う。採血後の検査結果が出るまで1〜2時間かかるため、前日に採血だけ行う「前日採血」を行っている施設もある。

②診察

　医師による問診等と血液検査の結果より、抗がん薬投与が総合的に可能かどうかを判断する。結果によっては投与できないこと

もある。また、抗がん薬の効果判定の結果、無効であると判断された際には治療法の変更等の説明・提案がなされることもある。

③注射抗がん薬の投与

診察の結果、抗がん薬の投与が可能と判断された場合、患者は外来化学療法室にて、抗がん薬の点滴投与を受ける。この際に、外来化学療法室にて薬剤師や看護師から、副作用の確認や薬剤の説明等が行われることもある。

④投与終了後

内服薬がある際には、薬局にて薬剤の交付を受ける。その際に薬剤師より副作用の確認や薬剤の説明等が行われることもある（院内処方、院外処方のどちらかは施設により異なる）。

⑤帰宅

次回の受診日まで期間が長い場合には、1週間後に電話等で副作用等のチェックを行っている施設もあるため、自国に戻っている外国人に対して電話等を行う場合には、質問内容等について医療通訳者との事前の打ち合わせを行っておく必要がある。

第 2 部　医療通訳 4.0

4. 医療通訳者の認証

南谷 かおり

4-1. はじめに

　近年、訪日外国人の著しい増加に伴い、これまで外国人を診療したことがなかった医療機関に日本語が通じない患者が大勢訪れるという現象が起きている[1]。言葉だけでなく文化や制度の違いによって生じる問題に医療従事者たちは戸惑い、外国人に不慣れな医療現場はその対応に苦慮している。とりわけ、医療の過疎地域である地方のスキー場や沖縄の離島にも外国人観光客は押し寄せており、通常の診療が滞るため現場のスタッフからは悲痛な声があがっている。

　日本で暮らす外国人数の増加は 1980 年代のニューカマーに始まり類似する問題は以前から存在していたが、2003 年に日本が観光立国を目標に舵を切りだしてから訪日外国人観光客の数は徐々に増え始め、2020 年のオリンピック・パラリンピックの開催決定に伴い更に拍車がかかった。日本在住の外国人であれば公的保険に加入しており、医療機関を受診する際には通訳を連れてきたり日常会話レベルの日本語でなんとか通じ合えたりで、それなりの診療を行うことはできる。しかし、日本語を全く話せない、病院での診察の流れやルールも知らない、支払いはキャッシュレスとなると、現場が混乱するのも無理はない。

　このような状況から、今までボランティアに支えられ認知度の低かった医療通訳者が脚光を浴びるようになり、その役割と活動が知られるようになったと考えられるが、同時に色々な課題も浮き彫りになってきた。それらの解決法の糸口になるのが医療通訳者の認証だと考える。

4-2.　医療通訳者の背景と質

　日本に暮らす外国人、または来日した訪日外国人観光客でも、当然ながら一定の割合が病気になったり怪我をしたりで医療機関を訪れる。普段は簡単な日常会話のみで暮らせている外国人でも、話の内容が専門的になると理解が難しい。受診するには患者本人が片言の日本語で話すか、家族、知り合い、会社の担当者、時には有料で誰かに頼んで通訳してもらう必要がある。しかし、言語を流暢に話せる人でも、訳すべき単語や医療に関する内容を正しく理解できなければ正確な通訳はできない[2]。医療通訳の研修を受けていない素人の場合、人助けの観点から外国人患者に同伴することが多いが、医療従事者側は通訳者がいることで普段通りに日本語で説明を始める。そこで、血液検査の結果や病気について突然訳せと言われても、白血球や糖尿病のような単語は一定の教育レベルがなければ知らないことも多く、両言語となるとさらに難しい。バイリンガルは一見両方の言語を流暢に話すが、渡航した年齢によっては母国、もしくは両国の教育が中途半端になっていることも少なくない。日本で暮らす外国籍の児童は義務教育の対象外であるため、来日して就学していない子供も実在する。筆者が診ていたブラジル人患者の息子たちも日本の小中学校に転校していたが、学校側と母親の意見が合わず、市役所から外国籍の子供は学校に通わなくてもよいと言われたのをきっかけに不登校

となり、16 歳で余儀なく働き始めたケースがあった。勉強を続けていればバイリンガルとして活躍できる可能性もあったのに、とても残念だと思う。現在日本でニーズが高まっているのは、マイナー言語の通訳者だ。言語の習得は容易ではなく、若い頃から両言語に接していれば正しい発音や表現法も自然と身につき、勉強してプロの通訳者になるのも夢ではない。今後日本が外国人労働者を受け入れていくなかで、外国人の特性を生かす教育法も考えるべきではないだろうか。

　通訳者がどう訳しているかは英語なら医師もある程度は理解できるが、全く解らない言語の場合は通訳者を信じるしかない。通訳者の力量は様々であり、言語スキルが高くてもコミュニケーション能力も同様とは限らない。筆者はこれまでに何度も医療通訳現場に立ち会ってきたが、外国語や通訳技術を学問として学んだ日本人通訳者は一言一句を忠実に訳そうとし、外国語を自由に操るネイティブスピーカーは理解した内容を自分の言葉で語ろうとする。どちらにしても、意味が解っていなければ単語や表現を間違える可能性もあり、異なる情報が患者に伝わればその影響は計り知れない。外国人患者からは、知り合いの外国人に通訳してもらい癌だと言われショックを受けたが実は誤訳だった話や、患者が可哀想だからと胎児が亡くなっている真実を告げず大丈夫だと通訳者が嘘をついた例など、驚くべきことが実際に起こっている。しかし、善意や頼まれて仕方なくボランティア通訳を買って出た人の責任を問うわけにもいかない。医療通訳者不在時は、素人の片言でもいないよりマシなのか、それとも自動翻訳機に頼る方がよいのか、症例によって難易度も違うため判断は難しい。当院で以前、有料で別の患者に通訳していた外国人が、自分の受診時には当院の医療通訳を呼んだことがあった。医師の説明を自分

でも十分理解できないのに、毎回5千円で他人の医療通訳をしていたのだ。そうかと思えば、重大な通訳を担う責任感から独学で色々と調べ、素晴らしい通訳をする人もいる。現在はレベルの違い過ぎる通訳者が混在しており、そのため適切な報酬も定められず、財源がないため継続できない、人材が集まらないという悪循環に陥っている。医療通訳のレベルの見える化と品質の担保を図れなければ、これらの問題に対する打開策は見出せず、患者の命に関わる重大な間違いが起きる危険性を回避できない。全国医療通訳者協会（NAMI）が医療通訳関係者向けに行ったアンケート調査では、医療通訳者の資格制度の必要性を訴える意見[3]や、厚生労働省の地域医療基盤開発推進研究である「医療通訳認証の実用化に関する研究」のヒアリングにおいても、通訳報酬や身分保証が伴う認証を待ち望む意見が多かった。

4-3.　医療通訳の難しさ

　日本では何故これまでに、通訳の質の担保を図るような取り組みがなされてこなかったのか。外国人の裁判や取り調べが無いわけではなく、学校や保健所、行政機関における手続きや書類申請等でも通訳は必要とされている。しかし、島国育ちの日本人にとって外国語に接する機会は乏しく、必要性も少なかったと推察する。日本に住む限り日本語のみで事足りるし、最近でこそ外国語表記が増えてきたが、少し前までは病院内の案内も全て日本語だった。加えて日本語の文法や文章の構成は、例えば英語とはかなり異なるため単語を置き換えるだけでは不十分で、そのため機械翻訳でも正確に訳せない。しかし別の言語を話せなければ通訳の苦労は想像しにくく、そのため会話が途切れず流暢に話せていれば通訳できると思い込み、訳出にかなりの個人差があることを知らずに

安易に通訳を頼むのではないだろうか。また、通訳の質を測る以前に、それを評価できる人材が日本には少ないと考えられる。とりわけ使用頻度の少ないマイナー言語となれば、なおさらである。

　微妙なニュアンスの違いによる誤訳は、曖昧である日本語の表現では珍しくない。例えば外来で医師が「MRI 検査をしましょうか」と言った場合、果たして検査を勧めているのか、それとも患者に聞いているのか、解釈の仕方で訳出は異なってくる。その場にいれば、会話の流れや医師の話し方から判断することになる。「大丈夫だと思います」を直訳すると、診断に自信がないのかと解釈されかねない。しかし、これを「大丈夫です」と訳されてもニュアンスがやや異なる。人は多種多様で個人差があり、例えば薬の副作用も患者によって異なるため、医療において 100％の保証はできない。そのため医師は断言しないことが多いが、通訳者がこのような背景を知らなければ、的確な通訳は難しい。

　医師がよく使う「しばらく様子を見ましょう」も通訳泣かせのフレーズである。しばらくとはどれぐらいの期間を意味するのか。数時間、数日、数週間、1 ヶ月なのか、また、様子を見るとは具体的にどうすればよいのか。日本語であれば深く考えずに流せる会話であっても、通訳者は全てを患者に伝えなければならない。そして正しく伝えるには、まず自分が内容を正確に理解する必要がある。医師が書く紹介状は「いつもお世話になっております」で始まるが、海外の紹介先にも「いつも」は不自然で「世話などしていない」と言われそうだ。通訳と翻訳は異なるスキルであり、得手不得手があるので必ずしも通訳者が翻訳する必要はないが、慣れていれば最初に "To whom it may concern" と付け加えるだろう。逆にこの英文を日本語に訳せと言われても、直訳は当てはまらないだろう。

　医療通訳者は会話を瞬時に逐次で通訳する必要があり、迷った
り考えたりする猶予はあまりない。しかも日本語と当該言語の両
方を交互に訳出するのだから、かなりのスキルが求められる。加
えて医療通訳は診療科に関係なく何処でも通訳しなければならず、
予習すべき量は膨大である。これら全ての事情が認識できて、初
めて医療通訳の能力の高さと有難味が解るのではないだろうか。

4-4.　医療通訳の認証制度

　医療通訳者の認証制度が望まれるなか、実現に向けて筆者も研
究分担者となっている厚生労働省の地域医療基盤開発推進研究事
業研究にて「医療通訳者認証制度の在り方に関する研究」[4]「医療
通訳者認証制度の実用化に関する研究」が引き続き行われている
が、課題は盛りだくさんである。現在日本で唯一国家資格である
通訳者認証は、観光ガイドの通訳案内士のみであり、司法通訳、
医療通訳、そして海外ではこれらを含むとされるコミュニティー
通訳でさえ資格認定は存在しない。海外では司法、医療、会議通
訳等の専門性を問われる難易度が高い通訳はプロフェッショナル
化するべきだという動きが始まっており、国際 ISO 基準を策定
する国際委員会に筆者は医療通訳部門の日本代表として参加して
いるが、同様の考えで他とは別に Healthcare Interpreter 用の基
準を策定中である。

　日本では、これまで在留外国人をサポートしてきた NPO 団体
や地方自治体の組織などが主に医療通訳の育成や派遣等に携わっ
てきた。しかし財源が限られていることや人材不足などが原因で、
通訳者を登録したり派遣したりはできても研修させるとなると容
易ではないようだ[3]。英語の通訳者は人材豊富で日本人が多いた
めそれなりの質は担保できているが、最近ニーズが増えているべ

トナム語やネパール語などは日本語を話せる人材は商業施設や企業等に雇用され、安定した収入が得られず要求度も高い医療通訳の成り手はほとんどいない。裁判所や警察では通訳者がいなければ事情聴取もできないため、それなりの報酬が支払われて通訳者に頼み易いが、医療の場合は、誰が通訳費を負担するべきかの議論がずっと続いており、なかなか結論に至らない。

　外国語ネイティブスピーカーの場合は、言葉が全く通じず困っている現場に呼ばれることが多いため、自分は貢献できていて研修の必要はないと思っている人もいる。さらに通訳者を目指していなければ、研修に時間やお金を費やすよりも他で稼ぎたいと思う外国人が大多数である。結局報酬が見合わないため、経済的に余裕がある、または語学力を活かして役に立ちたいと思う人たちが医療通訳をしている状況だ。認証が難しいのは、試験を受けられるメジャーな言語ではなく、レベルが測りづらいこのようなマイナー言語である。

　認証のメリットは、一生懸命努力してレベルの高い通訳をしているのに評価されていない人たちが、お墨付きをもらえるという点である。通訳者はフリーランサーが多く、一つの団体だけでなく複数の組織に登録して、依頼があれば出向くのがよくあるパターンだ。でも、それでは通訳者の力量が解りにくいので、第三者が質を保証すれば医療機関側も安心できる。お墨付きの線引きをどのレベルに設定するかは難しいところだが、この語学力では誤訳のリスクが高くなるというところから始めるのが妥当だと思う。現状では、無償なら有難いとレベルチェックもなく通訳させている場合も多いが、話が通じていないとか、トラブルが生じてから有料の医療通訳者を呼んでも、患者との信頼関係を取り戻すには時間がかかる。

　現場の医療従事者からの要望は、医療通訳者には病院のルールや診療の流れの知識に加え、倫理面での教育を事前に受けておいてほしいということだ。病院では個人情報が飛び交っており、医療通訳者は患者のプライバシーまで知り得る立場にあるため、守秘義務や中立性などの医療通訳倫理を厳守してもらう必要がある。自分は通訳者だという自覚がないと、私見を述べたり、患者に勝手に説教したり、このようなことは実は珍しくない。同胞だと診療はそっちのけで世間話に花が咲いた、では通訳者失格である。特にネイティブスピーカーの場合は日本人とは常識が異なることもあり、現場でトラブルに発展しないよう事前研修が必須となる。認証で各自の言語レベルや通訳レベルを測るのは難しいが、最低限必要な知識を得るために定められた講義を受講するよう義務化することはできる。

　医療通訳は対面ばかりでなく、最近は遠隔通訳も増えてきている。交通費や移動に係る時間を考えれば、ネットや電話でつながりすぐ始められる通訳は便利である。しかし、事前情報もなく、いきなり通訳することは通訳者にとって難易度が高く、かなりの経験を積んでいなければ上手に訳すのは難しい。ビデオ通訳の場合は話している人物が同定でき、動きも把握できるため通訳するにも解りやすいが、電話通訳となると、複数の人間が各自どの立場で発言しているのか解りづらく、部位や場所を示されても見えず大変である。そのため遠隔通訳には対面よりも高度なレベルが求められるが、まずは両者とも最低限の線引きレベルをクリアしていることが大前提である。

　医療通訳者の評価は筆記テスト1枚で測れるものではないが、国家試験と同じで全く勉強していなければ医療現場で通訳させることは難しい。認証に必要な知識の受講を促すことで、現場のト

ラブルを軽減できると考える。医療通訳の認証は、現場で必要と
されている通訳者に無理難題を課して排除するものではなく、定
まったルールもなく患者の不利益に結びつくかも知れない現在の
混沌とした状況を整理するべきものである。認証後に現状では難
航している実地研修に結び付けたり、医療通訳者が活動しやすい
よう役割や上手な活用法を周知徹底したりすれば、医療通訳を受
け入れやすくなる。認証された通訳者を活用するか、それともレ
ベルは問わず通じるだけでも有難いとするかは各医療機関の判断
であり、各地のニーズや人材の数にもよるだろう。医療通訳認証
制度はあくまでもレベルの目安を提供することと、独学で勉強し
てきた、もしくは勉強していない通訳者に何を学ぶべきか目標を
示すことで、レベルの底上げを意図している。向上心を持つ通訳
者の更なるモティベーションに繋がるよう、そして結果的には外
国人患者が安心できる医療を提供することが目指すべきところで
ある。

参考文献

1　日本における外国人診療の現状に関する調査研究、研究分担者　山田秀
臣、厚生労働科学研究費補助金 健康安全確保総合研究分野 地域医療基盤
開発推進研究「医療通訳の認証のあり方に関する研究」2016

2　Flores, G. et al. (2003). Errors in medical interpretation and their
potential clinical consequences in pediatric encounters. Pediatrics, 111:
6-14.

3　『医療通訳システム構築マニュアル開発委託報告書 こころ つながる ささ
えあう―地域に寄り添う医療通訳システムづくりをめざして―』一般社団
法人　全国医療通訳者協会 (NAMI)、2019

4　厚生労働科学研究費補助金 健康安全確保総合研究分野 地域医療基盤開発
推進研究「医療通訳の認証のあり方に関する研究」、研究代表者　中田研、
2016

5. 医療通訳システムの制度づくり
──市民団体への依存からの脱却のために──

吉富 志津代

5-1. はじめに──医療通訳をとりまく現状

　2018 年 6 月末時点の法務省による在留外国人統計における在留外国人数（中長期在留者および特別永住者）は約 263 万人で、2018 年の日本政府観光局発表の訪日外国人推計数は約 3119 万人とされている。前者は日本で日常的な診療を受け、後者が救急診療を受ける機会も増えている。またこれに加えて医療目的で訪日する外国人は、経済産業省による 2014 年の調査での 6914 人という数字から推測すれば数千人から 1 万人が、健康診断や先進的治療を受けているとされている[1]。さらに日本国籍を取得する外国人は毎年 1 万人から 1 万数千人であることから、在留外国人以外に外国にルーツをもつ日本国籍の住民も増えており日本語が母語ではない人たちも含まれるが、やはり日常的な診察を受けている。

　このように、在留外国人のうち日本語が母語である人たちを除いても、多くの外国人と日本人が、日本語の理解が不十分なために安心して診療を受けられない現状があり、医療現場での医療通訳の必要性は、ますます大きくなっていることは自明である。しかし、日本には政府レベルでの公的な医療通訳制度というものが存在しない。この 20 年で、医療通訳に関する関心も高まり、各

地でさまざまな取り組みが進んでいるとはいうものの、このように言葉の問題により医療現場に存在する壁は、どのように取り除かれているのだろうか。

　本稿では、全国の取り組みのうち、地方自治体主導型で実施されている取り組み概要と、市民団体が主導する形で実施されている取り組み概要の、それぞれ特徴的な地域を紹介するとともに、いずれも有償ボランティアとして協力をする医療通訳人材を確保して継続するためのひとつの方法として、遠隔通訳システム[2]の活用について考えてみたい。

5-2.　各地の取り組み事例

　2018 年に群馬県が実施した調査資料によれば、県域レベルでの行政の取り組みは、全国 47 都道府県のうち 25 都道府県となっている。このうち、地方自治体主導型としては、先駆的な取り組みである神奈川県と愛知県の事例を述べ、市民主導型としては、この 25 都道府県には含まれていない兵庫県の事例を取り上げる。

　また、これらの 3 つの県は、ひとつの言語の住民が集住して特定の病院にその言語の患者が診療に行くというよりは、多様な言語の住民がさまざまな地域の病院に分散して行くという傾向がみられる。もちろんその県域内には、ひとつの言語の住民が集中している地区はあるが、県域全体では言語も地区も分散型であるといえる。

1) 地方自治体主導型（市民団体へのコーディネート業務委託）
①神奈川県の取り組み概要

　2002 年に神奈川県で設立された「NPO 法人多言語社会リソースかながわ（MIC かながわ）」の活動は、日本の医療通訳システ

ムの先駆事例とされている。この団体は、神奈川県職員が中心と
なり医師会と連携して医療通訳に関する研究会などで必要性を明
確にし、仕組みのあり方を協議した結果、コーディネート機関と
して設立された。かながわボランタリー活動推進基金21協働事
業負担金対象事業として助成金による5年間のモデル事業期間を
経て、2008年から、協働事業として「医療通訳派遣システム事
業」が開始された。通訳報酬は病院（一部患者）負担、医療通訳派
遣にかかる間接経費を神奈川県と県内市町が負担する。現在、神
奈川県では、派遣対象の協定病院が35機関で12言語以上に対
応し、年間約7000件以上の依頼がある。通訳者は一回3,000円
（3時間以内／交通費込み）で対応している。しかも、医療通訳者
の研修も同団体が行う。この医療通訳事業のコーディネート業務
および通訳者研修のために、神奈川県、協定医療機関自治体など
が約2,000万円の予算を計上している。しかし、年間の依頼件数
に対応するためには、コーディネート機関のMICかながわの人
件費、管理費、医療通訳者の研修費用などが賄いきれず、職員と
通訳者の有償ボランティアとしての協力なくしては、継続は困難
を極めている。なお、遠隔通訳に関しては、この事業開始時の神
奈川県の実施要綱に記載がないためMICかながわでは利用をし
ておらず、神奈川県内の病院が必要に応じて個別に業者等に依頼
している。この状況での課題は、医療通訳現場での少数言語通訳
者[3]の人材不足、年々増加傾向にある同行通訳依頼件数に対応す
るためのコーディネート業務や研修にかかる経費が、決められた
行政の予算だけではまかないきれないことなどである。

②愛知県の取り組み概要

愛知県は、2008年の外国人意識調査結果を踏まえて、外国人

が安心して暮らすために医療通訳が必要と考え、2010 年にニーズ調査を実施し、医療関係団体、大学、関係市町村、NPO 等を含む 64 団体で「あいち医療通訳システム推進協議会」を設立し、システム案検討を経て、翌 2011 年度より試行的運用を開始、2012 年度からは本格実施に至った。愛知県および県内市町村が、コーディネート経費、電話通訳経費、通訳者研修などの運営費として、年間約 700 万円の予算で業者を入札にて選定し委託している。それ以外の経費として、医療機関が同行通訳利用費用(内容に応じて 2 時間で 3,000 円〜 5,000 円)および電話通訳費用を負担している。5 言語で年間 1200 件以上の依頼に対応している。もともと神奈川県をモデルとして、そこに遠隔通訳も取り入れて実施されている愛知県の取り組みの課題は、神奈川県と同様に医療通訳現場での少数言語通訳者の人材不足であり、少数言語の通訳者養成講座は、それぞれの言語での講師がいないことなどから、言語別ではなく英語で実施されており、日本語と少数言語であるベトナム語やフィリピノ語ができても、英語での研修理解力がなければ講座を受講できないという状況がある。また、業者との委託契約のため、コーディネーターの経験不足や業務の時間的制限などがあることにより、通訳者側からは、細やかで適切な対応ができていないなどの不満の声が聞かれている。

2) 市民団体主導型

　一般社団法人全国医療通訳者協会 (NAMI) の調査結果[4]によれば、市民主導型の医療通訳事業も増えてきており、全国 31 都道府県に 38 の自治体、国際交流協会などの自治体の外郭団体、まったく民間の NPO などが、医療通訳事業を実施している。そのうち、前述の群馬県の資料の自治体関連の 25 都道府県と 6 市 (8 市が

リストに上がっているが2市は行政が実施に関わっていない)を差し引けば、すべて民間で実施している団体は7団体のみと推測される。ここではそのうちの兵庫県の事例をあげる。

①兵庫県の取り組み概要

多言語翻訳・通訳事業を推進していた市民団体「NPO法人多言語センター FACIL」が主導し、2003年から民間助成金等の予算と患者負担分を駆使して、2年半の調査・準備期間を経て医療通訳システム構築モデル事業を開始した。モデル事業の数年間で実績をあげたことで、病院や行政がその必要性を認知し、2011年よりようやく協定病院が通訳謝金5,000円(4時間以内／交通費込み)の一部を負担するようになった。2017年度には、年間依頼件数が1000件近くなり、コーディネートの間接費用をFACILの自己資金のみで負担する形では事業継続が難しくなったことで、兵庫県と神戸市が事務局経費の一部を補助金でカバーする形へと移行した。

それでもコーディネート業務のさらなる負担軽減が必要となり、遠隔医療通訳事業を行う業者である「株式会社東和エンジニアリング」との連携によって、兵庫県内の医療機関に遠隔通訳の利用促進のための活動実施とともに、FACIL事務所内にも遠隔通訳システム実施体制を整えて、最も依頼件数の多いベトナム語通訳者が常駐することになった。しかし、同行通訳に慣れその必要性を実感しつつある医療機関にとって、遠隔通訳システムへの移行は簡単ではなく、その利用回数は年間30件以内のとどまっているため、コーディネート業務の軽減には至っていない。

また、研修に関しては、医療機関や医療者向けの研修会を通じて医療通訳の意義を広めるほか、ベテラン医療通訳者によるラジ

オ講座などを活用して、通訳者の水準向上も図っているものの、十分な医療通訳者養成ができているわけではない。

　それゆえ、市民が立ち上げた医療通訳研究会 (MEDINT) では、医療通訳者育成のための多岐にわたる研修を続けている。MEDINT は 2002 年度に設立され、「日本における外国人医療の問題を、ことばと医療の視点から考え、すべての外国人にとって医療の現場での良質の通訳を利用できるための社会システムづくりを目指す」という趣旨で活動を続けている。医療通訳者のための基礎研修、通訳ユーザーのための研修、外国人医療支援者のための基礎研修を中心に、外国人医療支援団体とのネットワークづくりや、医療通訳の必要性およびパブリックサービス翻訳通訳の確立に向けた活動を行う。これらに関するシンポジウムや研究会を開催する一方で、2013 年より言語別研修会を年に 6 回行っている。

　このように兵庫県では、市民主導で始まった医療通訳システムづくりをめざす活動は、FACIL が実際の医療通訳派遣モデル事業を、また FACIL が実施できない分野での医療通訳者向けの研修を、この MEDINT が担っている。課題は、やはり少数言語通訳者の人材不足と、医療通訳に関する行政の予算が組まれていないため、依頼件数に対応するためのコーディネーター業務にかかる経費がどこからも出ていないこと、業務軽減のための遠隔通訳活用が協定病院で広がらないことなどである。

5-3.　課題から見える遠隔通訳システムの必要性

　このように、医療通訳制度がまだ確立されていない日本では、十分な予算が組まれていない中、全国でさまざまな形で地域の必要に応じた医療通訳事業が展開されているが、その共通した課題

として大きくあげられるのが、①コーディネート業務にかかる経費負担をどのように分担するのか、②医療現場での少数言語通訳者の人材をどのように確保するのか、ということである。いずれにしても、市民団体や医療通訳者の協力なしには成り立たない。

　全国的に医療通訳システムの必要性については、可視化も進みその意識も高まりつつある。2019年1月22日には、日本医師会主催で厚生労働省医政局総務課医療国際展開推進室も出席して、医療通訳団体等連絡協議会が開催され、全国の関連団体が参加した。厚生労働省は、医療通訳者の認証制度化に向けて2016年「医療通訳育成カリキュラム基準」を公表し、2017年に改訂、2018年4月に「医療通訳専門技能試験」の実施要領も発表した。そして2018年には一般社団法人日本医療教育財団が、カリキュラム基準に準じた研修テキストを策定した。

　また、厚生労働省の支援事業として「外国人患者受入れ医療機関認証制度」（JMIP）も策定されている。JMIPは、2010年（平成22）に閣議決定した新成長戦略により、国家戦略プロジェクトと位置づけられた国際医療交流を支援するもので、在日・来日外国人患者の受け入れのために、多言語による診療案内、異文化や宗教に配慮した対応などの体制を整備し、総合的な医療サービスが提供できる医療機関を認証する制度である。

　このように医療機関側も医療通訳者側についても、さまざまな法整備も含めた動きはようやく始まっているものの、前述したような課題が依然として残されている。市民団体や医療通訳者が疲弊して継続が難しくなる前に、この現状とのギャップを埋めながら、どのような具体的な状況改善が可能なのかが緊急に求められている。

　そこで、まずは医療通訳について整備も進んでいるアメリカな

どで活用が広がっている遠隔通訳システムをうまく活用することで、限られた通訳者の確保やコーディネート業務の軽減の可能性があることを、医療機関にも強く伝えていく必要があると考える。それは、全体的な経費の削減にもつながるはずである。

　そもそも医療通訳という業務は、同行のみならず、電話や画面付きの遠隔通訳でも十分に役立つこともあることから、遠隔通訳システムの活用は大いに期待できる。さらに障がい者や高齢者などへの対応の協力をする、やさしい日本語での病院ガイドボランティアが、外国人患者に同行するだけでもスムーズな診療につながることもある。

　医療現場でのさまざまな壁を取り除き誰も排除されることのない地域の医療現場の実現を目指し、多様な立場の住民がそれぞれできることを考えるという民意の醸成とともに、公共政策としての医療通訳システム構築のためには、政府主導となり産業界も巻き込む形で、そろそろ市民団体やボランティアへの依存形態からの脱却を図る時期にきているのではないだろうか。

注

1　2019 年 1 月 22 日に開催された、日本医師会主催の医療通訳団体等連絡協議会で配布された、厚生労働省医政局総務課医療国際展開推進室の資料より

2　遠隔地でのビデオや電話による通訳のことで、現在では日本でも多くの IT 関連の会社が参入している。

3　医療通訳の現場で必要とされる言語のうち、レベル評価がされにくい言語、あるいは、日本人学習者が少ない言語、などとされている。ちなみに東京都で少数言語通訳者派遣事業を行う NPO 法人国際社会市民中心 (CINGA) では、これを「英語、中国語、韓国語以外の言語」と定義している。

4　2019 年 1 月 22 日に開催された、日本医師会主催の医療通訳団体等連絡協議会で配布された同財団の内部資料より

6. 映像による医療通訳遠隔サービス

中牟田 和彦

6-1. はじめに

　近年、通信機器の進歩とともに医療通訳における形態も同行(対面)のみならず、遠隔(電話、映像)、機械翻訳と利用者側の選択肢が増えてきた。筆者が医療通訳の遠隔サービス事業に関わったのは 2014 年である。筆者の所属する会社は IT 関連のエンジニアリング会社であり医療通訳とは直接の縁はなかったが、元々事業の柱である国際会議場における同時通訳システムを扱っていたことや企業や教育市場へのテレビ会議の豊富な納入実績が背景にあり、10 年前に経営陣の 1 人がコミュニティ通訳に係わるグループとともに視察旅行で渡米した際、サンフランシスコ総合病院の医療通訳事情を見聞する機会に恵まれた。そこには当時すでに派遣通訳のみならず病院内に遠隔通訳のためのブースがあることを知った。さらに現社長は女性であるが、たまたま病院で婦人科の外国人女性患者に男性が通訳として携わっていたことを目の当たりにして抱いた違和感、さらに本業のシステム構築力と企業に求められるインパクトとしての社会貢献への希求も重なりあったことが医療通訳事業に参入する決意をもたらした。遠隔医療通訳をサービスする事業者は元々多言語一般通訳を提供していた事業者が医療分野に発展させるという流れが一般的であり、筆者が所属

しているようなシステム会社がいきなり医療通訳に参入するというのは稀と思われる。その中で、筆者が幹部職員から聴いていたサンフランシスコ総合病院を今回初めて訪問し見聞を広めたので、米国の現況を含め遠隔医療通訳事情について報告する。

6-2.　映像を用いたオンライン遠隔医療通訳

　日本での映像通訳の歴史はまだまだ浅い。世の中の通信インフラが整いスマートフォンなどの普及により各通信キャリア会社の通信網が安定してきたのはここ数年のことである。しかしながら、病院という建物構造は基本的に頑強に造られており、携帯電話の電波が建物の内部まで行き渡る通信環境は、立地条件にもよるが、まだまだ安定しているとは言い難い。筆者は病院を訪問するにあたり、予想以上に院内インフラとしての Wi-Fi の構築が整備されていない所が多いことに驚かされた。本来であれば、この Wi-Fi 環境が整備されていればタブレットなどを使った映像通訳は、その映像や音質が安定的に提供されることになり利用者や遠隔通訳者へのストレスも軽減されることになる。ただ現状としては、電子カルテシステムや医療機器に対する投資が優先され、医療通訳のためのインフラ構築に手が付けられていないのが本当のところかと思われる。しかし、海外に目を向けてみるとその状況は異なる。

1) 米国西海岸の医療通訳事情

　筆者は 2018 年 6 月に米国西海岸、シアトル小児病院とザッカーバーグ・サンフランシスコ総合病院の医療機関視察およびカリフォルニア大学サンフランシスコ校 (UCSF) の医療通訳分野で業績のある医師に話を伺う機会を得ることができた。これらの病

院は利用者（医療従事者）からのリクエストに応じて、常駐スタッフによる通訳及び遠隔通訳サービス（ビデオ・電話）を併用していた。端末機器は利用者目線で操作性の優れたものであった。通訳時の患者確認について以前は通訳者が直接確認していたがスペルミス等も多かったらしく、現在は QR コード読み取りによるデータ入力が可能であり、患者氏名の誤入力防止に活用しているのみならず、担当した通訳者に対する評価が 3 段階でできるようシステム化されていた。実際、通訳ニーズは圧倒的に高く、その取扱件数は年間万単位と桁違いであり、このようなシステム化が求められるのであろう。

　また、サンフランシスコ国際空港からダウンタウンに向かう途中の Mission Bay の臨海地域に新しく完成したばかりの UCSF 分院コンプレックスを見学させていただいたが、各病室には大きな画面が壁にはめ込まれ、遠隔の通訳者がその画面に映し出されるとのことであった。近未来の病院の姿を見せつけられた格好となった。次にシアトルとサンフランシスコの医療通訳状況を紹介したい。

①シアトル小児病院

　シアトル小児病院は米国西海岸ワシントン州にある 254 床の小児専門病院で、全米の小児病院機能評価で 7 位にランクされたこともあるほどの病院である。シアトルに本社をもつ InDemand 社が遠隔通訳サービスを契約しており、CEO と面談できる機会を持った。InDemand 社の医療通訳事業への取り組み姿勢は当社（Medi-Way）と通じるものがあり、私にとっても刺激となった。コールセンターはワシントン州のシアトルとワナッチー、イリノイ州のシカゴの 3 カ所にあり、対応言語として、ビデオで

は 27 言語、電話通訳を合わせると 200 言語で、24 時間、365 日
の対応であり、手話対応もあり全体の 8% を占めていた。通訳
者は第三者機関による筆記と口頭試問の結果で採用を決めてい
る。米国の 8 言語の医療通訳資格認定である CCHI（Certification
Commission for Healthcare Interpreters）の資格認定を持った通
訳者は少ないとのことであった。会社の姿勢として、常に患者の
ことを考えることを強調されていたのが印象的だった。通訳者の
誤訳や利用者からダメ出しがあった場合には、1 週間指導員の監
視下でトレーニングを受けることになるそうだ。

　通訳費用の負担については、国や州からの補助金は無く、医療
機関は通訳にかかわる費用を持ち出しで負担している。すなわち、
患者からの診療報酬のみで賄っている。例えば、シアトル小児病
院では 1 日あたりの経費支出額は＄30 万（約 3,300 万円）なので、
その内通訳費が 10 万円かかったとしても微々たるものだとの病
院経営者の考え方のようだ。もともと患者負担金額も日本と比較
して高いという背景もあり、また医療通訳を必要とする数の大き
な違いがあり、同等に比較することはできないが、アメリカの状
況を垣間見た感があった。

②カリフォルニア州立大学サンフランシスコ校メディカルセンター

　UCSF Medical Center においては Dr. Leah Karliner（内科医、
医療通訳研究者）と面談することができたので共有したい。電話
通訳の質はビデオ通訳より劣り、現在すべてビデオに移りつつあ
る。通訳に関連するクレームは言語能力についてではなく、通訳
の役割と公平性に関することが多く、医療通訳者はプロフェショ
ナリズムの認識を持つことが最重要課題とのことであった。理想
的には医療通訳者は医療チームの一員であるとの認識である。す

なわち、当該患者の医療がどのように行われようとしているのか
が理解でき、コメディカルスタッフと同じレベルであって欲しい
とのことであった。

　彼女の業績の一部は論文[1]になっているので紹介する。米国で
も老人の LEP（Limited English Proficiency）患者が増加している
背景があり、もともと同行通訳は朝 8 時から午後 5 時までとし
ていたが、迅速な 24 時間対応の医療通訳の需要が増えてきたこ
とに対し大学病院の内科病棟で 50 才以上の LEP 患者を対象と
し、通訳用受話器を各ベッドサイドにおき、ダイアルを回さなく
ても仕組まれたボタンを押すだけで通訳会社につながるようにし
た。このパイロット研究が終了し、通信セットを取り外そうとし
たら看護師から続けて欲しいとの要望が殺到した。結論としては、
患者にとってプロの医療通訳者を身近に使えるような工夫をする
ことにより表に出ていた通訳の要請は実際にはもっと多いことが
判明した。また、通訳を使うことは入院期間には差がでなかった
が、30 日以内の再入院を有意に減じるという結果となった。

③ザッカーバーグ・サンフランシスコ総合病院

　我々が医療通訳サービスの業界に参入したきっかけとなった病
院であるが、まずこの病院の背景を説明する。この病院は市民病
院であるが、Facebook の創始者ザッカーバーグが多額の寄付を
しているので、今やザッカーバーグという名前が冠されている。
米国でもサンフランシスコはアジア系移民の多い都市の一つであ
り、30 年前に医療通訳者を配置した。LEP の約 1/3 がアジア人
で、中国人コミュニティが最も英語に限界のある対象となってい
る。院内医療通訳体制としては常駐の通訳者は 35 人である。院
内雇用がベンダーに任すより通訳の質を担保できる印象だそうだ。

現在はスペイン語と広東語、マンダリン語を中心として、韓国語、アラビア語、ロシア語であり、それ以上の言語通訳者を院内に置くのはやめ、Language Line というベンダーと契約している。年間 20 万件近く通訳依頼があり、医師側はスピードと利便性を求めるのでその約半分は常駐通訳が対応している。メディケアやメディケイドなどの政府費用援助を維持するためには病院機能評価の影響力が大きく、医療通訳整備への圧力となっている。

　研修と資格認定についての方針としては、病院は通訳研修や認定は行わない。通訳者採用試験を受けるには CCHI（公認医療通訳士の資格）が必須であるが、公認医療通訳士の受験資格として 40 時間の研修が必要となっているがこれでは少ない。コミュニティカレッジなどの 350 時間のトレーニングを含むプログラムを終了しているのが好ましい。そのプログラムはフィールドワークを含めたもので、2 学期に渡るものである。CCHI の対象言語は 8 言語だけである。実際、SF 総合病院での採用基準として試用期間とコーチングの期間を設けており、CCHI よりレベルは高いと思われる。雇用されると全員 2 週間の監視期間がある。一週目は他の通訳者の通訳振りを観察し、2 週目は実際の通訳振りが観察され、大丈夫であれば 1 人で担当させる。技術的な問題として、病院側は当初電話通訳からビデオに転じようとしていた時、ベンダー側（Language Line）が電話かビデオかを決めようとしたが、市や郡はベンダーには決めさせないで病院側にイニシアティブをとらせている。すなわち、事例によって電話でもよい場合とビデオがよい場合かについては医療提供側が判断することになっている。

④米国西海岸における医療通訳事情のまとめ

　米国では、さすがに多民族国家ということもあり、また大統領令により言語差別を法的に禁じていることから、医療機関における通訳サービスは発達しており、病院内の常駐通訳者、電話や映像通訳のサービス導入などと複合的に医療従事者や利用者である患者がその通訳方法を選択できる仕組みとなっている。遠隔サービスにあっては、利用者からサービス（通訳）品質に NG が出れば、即交代を余儀なくされたり、通訳後に通訳者に対しての評価が星マークの数で突きつけられたりという現実が当たり前になっている。医療通訳者も職業として確立されており、生計も十分に立てられるとのことであった。米国は特に広大な土地柄から通信技術が発達し、映像での通訳提供が当たり前となり、通訳者はスキルが低いと現場でのサービスに関わることを許されない。

　医療機関においては、インフラ環境も整備され通訳サービスに使われる Wi-Fi も実に安定的に構築されている。また、医療通訳の研究者との話で興味深かったのは、研究結果で電話医療通訳を医療機関で利用した場合と、利用しない場合では、患者が自ら多くの質問をするようになったり、あるいは再入院率が減ったりと、電話であっても医療機関における通訳サービスの効果は明らかであるということであった。前述のとおり、米国では法的なしばりがあるものの、昨今の日本での在留・訪日外国人の増加スピードに医療という分野での言語コミュニケーションを高めていくには、海外の動向にも積極的に目を向けていかなければならないと感じた次第である。

2) 日本における遠隔医療通訳事情

　遠隔映像通訳のメリットは、即時性に対応でき、医療従事者・

患者・通訳者がお互いに表情を確認しながら病院内での様々な場面において言語コミュニケーションが図れることにある。また、写真や手書きの書面なども映像品質が良くなったことにより、通訳そのものの正確性が高まることにもつながっている。そして、更なる優位性としてスキルの高い通訳者が通訳センターに在席することにより、その品質を日本全国または世界に届けられることにある。昨今の東南アジア系言語のニーズが高まる中で通訳者がまだまだ稀少であり、特にベトナム語医療通訳の需要に対し供給が追いついていないため、われわれは多言語センター FACIL（兵庫県の NGO、第 2 部の 5 参照）と協働し、NGO オフィスに遠隔ビデオ通信機器を設置しその利便性を享受していただいている。合わせて通訳センターが複数個所にあれば、災害の多いこの日本において、多地点で通訳サービスを補完しながら提供できることである。実際に、当通訳センターでは地震や豪雨被害時に通訳者が出勤できない事態が発生した折に、他の離れた通訳センターから通訳サービスを停止することなく医療機関へ提供できた事実がある。

　現時点での映像通訳の弱点は、タブレットなどのハードウェアに関わる費用やその端末を誰かが必要な場所に運ばなければならないことであるが、米国で見たように必要な場所全てに通訳端末が設置されることや個人所有の携帯端末の利用が拡大できるようになるまでに長くはかからないだろうと思われる。同行通訳では通訳者はその場の雰囲気も察知でき自分の足で患者と帯同し必要な場面で通訳サービスを提供できるが、今後は使い手によっては煩わしいと思われるかもしれない通信端末を使った遠隔通訳に時間と闘っている医療者が切り替えられるかという点がターニングポイントになるのかもしれない。これまでの経験から、遠隔通訳

は院内の利用周知に時間がかかりやすいが、一度タブレットでの映像通訳を実際に診察などで使ってみると意外に手軽であったり、通訳者もそこにいるような感覚にもなり、慣れてくるとその利用頻度は上がっていくのも事実である。日本語コミュニケーション能力が不十分な外国人のために寄り添ってサポートするという中に医療通訳が存在して発展してきた日本ではその面が色濃く残っているが、米国の医療通訳事情をつぶさに観察してきた筆者としては、常にボランティアでいいから同行通訳が必要だという時代は終わったのではないかと感じる。米国の遠隔通訳は手軽な電話を使った方法から始まり、わが国でも投資コストも少なく全国でも自治体が主導となり電話医療通訳サービスの普及に力を入れつつある現実もある。電話の場合は、私たちが使っているスマートフォンであればスピーカフォン機能を活かしてハンズフリーでの通訳サービス提供が可能だが、まだ医療機関においてはスピーカフォン機能を利用できる端末整備には時間がかかりそうだ。筆者は仕事の中で、電話と映像通訳の両方を医療従事者の方達に体験していただいているが、会話の伝わりやすさや通訳の正確性では、大方映像通訳に軍配が上がる。

6-3.　おわりに

　近い将来、国の施策として通信環境が 4G から 5G に移行していくことになるので、こういった遠隔のシステムの普及には追い風となることは間違いなく、電話通訳の普及という段階を飛び越えてビデオ会議システムを使った画像つき医療通訳が日本の医療現場に普及するものと思われる。米国と日本との決定的な違いは、日本での医療通訳はボランティアの人たちによって基盤が作られ、そして継承されているところがあるため、一部の医療機関におい

ては同行、遠隔問わず通訳者に報酬を支払うことに懐疑的、ある
いは躊躇するような思考が残っているところではないかと筆者は
感じている。通訳者に対しての報酬や資格制度については、様々
な場面で議論が続けられているが、通訳者の社会的地位と職業と
しての確立を筆者としては切に願うところである。国内ではオリ
ンピック・パラリンピック、万国博覧会などとグローバルなイベ
ントの開催が続いていく。国籍や言語の壁を越えて、医療分野に
質の高いタイムリーな医療通訳サービス提供に今後も力を注いで
いきたいと思う今日この頃である。

文献

1   Karliner, L, et al. Convenient access to professional interpreters in the
hospital decreases readmission rates and estimated hospital expenditures
for patients with limited English Proficiency. Medical Care 55:199-206,
2017

7. ビデオ遠隔医療通訳者の心得

尾添 かずみ

7-1. はじめに

　医療通訳者には、その業務を行う上で基本的なこととして順守すべき「倫理・心得」があり、沢田[1]は通訳現場で判断に迷ったときに、これらの「基本的なこと」が基礎的な判断基準となるとしている。この基本理念の後に「基本的な人権の尊重」から始まる 11 項目の共通基準が挙げられている。「守秘義務」や「プライバシーの尊重」「中立性・客観性」「正確性」など、どの項目も医療に限らず通訳を行う者として不可欠な、そして忘れてはならない項目であろう。コミュニティ通訳から医療通訳が一つの分野に特化され、認識されておそらく 20 年近くになるだろうか。そもそも派遣通訳（いわゆる同行通訳）が主流だったところから機械や通信技術を使った遠隔通訳も広く知られるようになった。実際に東和通訳センター（Medi-Way）で中国語通訳者として勤務している私が、日々の業務を通じて感じる同行通訳と遠隔通訳の違いについて、この通訳倫理の面から考察してみたい。

　冒頭に紹介したように、通訳倫理は通訳者にとって根幹の理念であり、それは通訳の形態が何であれ、変わることはない。多くの項目の中で私が最も遠隔医療通訳の特性であると思うのは「中立性・客観性」である。センターにおける通訳業務は、目の前の

PC がいきなりコール音を上げるところから始まる。呼び出した
のがどこの病院かということしかわからず、4 年目になる今も緊
張感はいつも同じだ。こんなことがあった、「東和通訳センター・
中国語担当です」と名乗り画面を見ると年配の男性が大映しに
なってのぞき込んでいる。「あっ、泌尿器科かな、前立腺？」私の
頭の中では出てきそうな単語について懸命な検索が始まる、そ
んな時その男性からひと言「今から予防接種の問診です」「なんだ、
小児科の先生、そっか、それで白衣着てないんだ」つまり、遠隔
医療通訳は当然ながら機械の利用によって「突然」始まる。さら
に言うと医療現場での必要性が完結すれば「突然」終わる。これ
は同行通訳と比べて最大の相違点で、同行での通訳に慣れている
ほど、より良い通訳、正確な通訳のために少しでも事前情報が欲
しいと感じることもあろうかと思う。もちろん事前に患者の状態、
今日の通訳内容について情報提供があり、予習ができているので
あれば通訳者はより自信を持って通訳にあたることができるだろ
う。

7-2.　同行通訳

　逆に同行通訳のケースを考える。事前に患者の氏名や状況を知
ることができる。もちろん医療用語やその当該外国語について調
べていくことができる。さあ約束の時間に病院で待ち合わせ、い
ざ……と思ってもそこから「医療の」通訳が始まるまでかなりの
待ち時間、大学病院の初診なら 2 時間はざらに待つ。診察が終
われば検査室へ、そこでまた 1 時間待ち、結果を聞くのに診察
室前へ戻ってまた待つ。ご存知のように日本の病院の現状は「一
日仕事」である。もちろんその間に患者と話すことが情報収集に
もなり、何より生きた外国語に触れる貴重なチャンスだととらえ

ることもできる。もし通訳者がネイティブスピーカーであるなら、患者とも一層心を通わせることができるかもしれない。ただ、私の実感として、この待ち時間が時に私の通訳倫理の「中立性」あるいは「公平性」を難しくしているように思う。それは通訳者の処し方次第だと言われればそれまでだが、何より同行で通訳者が患者に付き添って診察室へ入って行った時の感じが、つまり医師や看護師などの医療者が「患者さんが連れてきた人」との印象を持つように感じられてならない。その病院に勤務するなどの通訳者は、医療者側からすでに認知されている。しかし現状で「医療通訳者」に対する医療者側の認識がまだまだであることは否めず、患者にしても話の内容次第では「さっき話したよね」「わかってくれてるよね」のような部分が見え隠れし、「ちゃんと言葉にして話してくれないと通訳できない」ジレンマに襲われることがある。

7-3.　遠隔通訳

　翻って遠隔通訳では、当然ながら患者側にも医療者側にも通訳は「突然」現れる。少なくとも画面の向こうの両者にとって、私は「医療通訳を専門に行っている人」という認識であると思う。もちろんそうであるから、医療者は「自分の話すことをちゃんと患者さんに伝えてくれる」と思い、医療の専門用語を話されるし通訳者がそれを理解することを求めるだろう。通訳者は自身の「専門性の維持・向上」に努めなければならない。時に訳出が難しい単語・表現にぶつかり、立ち往生ならぬ画面のこちらで一人フリーズ状態に陥るかもしれない。だが、この時の対処法こそ医療通訳の心得の重大な一部分であると私は考える。それはつまり、冷静さであり臨機応変であり、少しでも円滑なコミュニケーションのために努力する姿勢である。

　あらためて遠隔の特性を、私は「医療者にも患者にも偏らない存在」としての立ち位置であると考える。突然現れて突然去る、なんだか味気なくもあるが、どちらに対しても公平に中立の立場であると、機械の存在が雄弁に語ってくれている。通訳者である私には何も事前情報がない、ない代わりに両者の語る内容をさながら卓球のラリーのようにひたすら訳出していく。実践通訳でよく言われる「何も足さない、何も引かない、何も変えない」をただ行っていくだけだ。医療通訳者に限らず医療に従事する人間には必ず言われる言葉が「相手に寄り添う心」であると思う。医療通訳者は、患者と医療者の間でコミュニケーションの手助けをすることで双方に寄り添い、双方のストレス軽減の一助となり、もちろん正しいお互いの理解を促すことが必要である。遠隔によってもたらされる「先入観のなさ」は通訳者の「中立性」に大きく寄与していると思う。

　同行通訳との比較で、少し通訳倫理からは外れるが遠隔の優位を感じるのが拘束時間の問題である。「一日仕事」で行うには、すでに現状で日本中にこれだけ多くの外国人が訪れ、また暮らしていることを考えるとどう考えても対処が難しくなっているのではないか。かつて外国人支援の観点から多くのコミュニケーション通訳（もちろん医療通訳も含む）がボランティアベースで始まった。これまで多くの方が医療通訳の社会への認知、また認定に向けて努力を重ねてきてくださった。そして今、黒船来航ではないが、目を見張るようなインバウンドや国際イベントの誘致によって、日本の医療通訳は数もこなせないといけない時代に入っているのだと思う。またよく言われることだが、遠隔で通訳を行う大きな利点の一つに感染リスクの回避がある。この「感染」に関しては、反面医療通訳の大きな存在価値の一つがあるように思う。

先日も大阪で麻疹の流行があった。以前沖縄で麻疹の外国人患者が発熱を押して観光したため現地での流行を招く事態となったことがある。もし、感染症の外国人が「言葉が通じない」からと病院に行かなかったら、あるいは「言葉が通じない」ことを理由に診察を受けられなかったり、間違った治療を受けたとしたら……。今の日本ではこんなことまで本気で心配しなければいけなくなった。そんな時、私たち医療通訳の存在は決して欠くことのできないものであろう。そして遠隔通訳であればこそ可能な局面というものが出現するに違いない。

　通訳倫理を踏まえて遠隔医療通訳の特性を述べてきたが、倫理のおそらく最重要項目である「正確性」について考える時、遠隔ならではの難しさがあることは否めない。事前に状況説明がない場合では、患者の性別や年齢すら憶測で始める時もある。以前実際にあったケースで、当初受付場面では（周りにたくさん人がいるのでとの配慮から）病院の方が電話通訳で問診をされた。患者については紹介もなくいきなり始まったので電話の向こうの声を聞いて私は中国語で「先生！（男性と思い込み）」と呼び掛けていた。診察となりビデオでの通訳が始まった時、画面に映ったのはマスクをして風邪で声をからした妙齢の女性だった。診療科や患者についての最小限の情報は、やはり入手しておくに越したことはない。通訳者の心得としては、上手に聞き返すことが重要と思う。

　以前、あるキャリア豊富な通訳者が私に語った、災害現場での救命活動などにも尽力されている医師の講演で最も印象に残ったのは、その医師が医療通訳者に求めるものは「上手に訊く（質問してくれる）力だ」という言葉、つまり通訳者は医師のようにすべてを知っているという態度ではなく、患者とのコミュニケー

ションが正確に成り立つよう、医師の側からはむしろ「訊いてくれる」人のほうが信頼できるというものだった。画面を使った遠隔通訳では、書いたものを画面を通して確認することもできる。医師の語る言葉が難しいと感じた時、「それは〇〇の意味で間違いないですか？」「よろしければ少し言い換えていただけませんか？」など、こちらが発する疑問で医師が「では、紙に書いて説明しよう」ということもある。実際に中国語の通訳では時にカタカナ言葉やアルファベットの用語が患者に伝わりにくく、医師のほうから「中国の人には漢字で書いたらわかりますか？」と通訳の私にこれでいいかと書いて尋ねてくれるケースもある。医療者側がこのくらい外国人患者に慣れてくれたらもうしめたものだと、私は嬉しくなる。

　英語と異なり、中国語や特に希少言語と呼ばれる言語での通訳は、患者と通訳者が話しこんでしまうと医療者を「置いてきぼり」にしてしまい、大きな不信感を生んでしまう。逆もまた然りで、双方向に配慮することは私も日頃から通訳者として特に注意すべき点と心得ているが、逆に通訳者が「上手く訊く」ことで医療者に対する啓発、つまり通訳者の上手な使い方を伝えていけるであろうし、そのことが患者の大きな利益につながるものと思っている。遠隔通訳の特性で述べたように、そこでは通訳者の立ち位置が「チーム医療」の一員であることをむしろ具現化していると言える。

　遠隔医療通訳者の心得という点で、先に困った時の対処は「冷静」「臨機応変」「円滑なコミュニケーションに対する努力」と3つ挙げた。どんな通訳形態でももちろん必要ではあるが、とりわけ画面を隔てた遠隔通訳では、画面に映る通訳者の表情や声、話し方一つで患者と医療者双方の信頼や安心を得られるか否かが決ま

る。これは経験を積むことが何より大切ではあるけれども、日々
の少しの意識の持ちようでずいぶん違うと思う。「頼られる存在」
であることを意識して通訳にあたる、そんなメンタルトレーニン
グが好ましいのではないか。

　もう一つ、これも遠隔通訳に限ったことではないが心得として、
常に「ことば」を意識する態度が重要であると思う。医療通訳は
「医療」と「外国語（通訳）」の両方で常に努力しなければならな
い。多くの医療通訳者が、医療の専門用語をどこまで学習すれば
いいのか、と果てしない疑問と闘いながら日々を過ごしている。
これは例えば医師が「弾性ストッキング」と言った時に「患者さん
は女性です」（男性と勘違い）こんな間違いならやはり通訳者の勉
強不足と言えるかもしれない。まずは地道に医療及び医療用語に
興味を持って学習していくほかないだろう。私はテレビの医療解
説番組を録画して自分のシナリオを作ったりしている。通訳セン
ターの仕事を始めてから、初めて人間ドックにも行った。自身の
経験値を一つ一つ上げていくしかない。「ことば」に関しては日本
語、自身の担当する外国語両方でのあくなき探求というべきか、
特に「ことば」は生き物であるという認識を持って、時代を反映
するような新しい単語、新しい表現にも敏感でありたいと思って
いる。

　折しも、長らく検討が続けられてきた医療通訳の認定制度が、
2020年「医療通訳士」の誕生を果たすべく大きな動きとなってい
る。先日の説明会では「（いろいろの苦難はあったが）船は浮かべ
られ、漕ぎ出そうとしている」と表現された。そして「皆さんも
ぜひ乗り込んでください」と。新しい一歩はまず自分自身の一歩
でもある。

文献

1　　沢田貴志監修『医療通訳学習テキスト』、20 〜

8. 外国人患者診療体制について

連 利博

8-1. はじめに

2019 年 4 月、政府は出入国管理法を改正し、新たな在留資格
として特定技能が創設された。すでに、アジアからの若い技能労
働者が増えているが、向後 5 年間で最大 34 万 5 千人と試算され
ている。比較的若い年齢層が増えるため、妊娠や出産、小児患者
が増えることが予想され、急性期病床が対象となる外国人患者
も増加するであろう。外国人労働者は農業や漁業にも及ぶので、
ニューカマーは日本のあらゆる地域で増えることが予想され、外
国人診療は今までのように大都市や外国人集住地域の大病院の話
だけではなく、これからは地方の中核病院や都会のみならず一般
開業医までが外国人患者に遭遇する機会が増えるだろう。多く
の病院にとって日本人患者だけで精一杯なのに、通訳を必要と
する外国人患者は日本人患者の 2 倍以上の診療時間がかかるの
だから不安材料は多い。英語によるコミュニケーションが不十
分 (LEP, Limited English Proficiency) な患者がめずらしくない
多民族国家のアメリカ合衆国ではどのような経緯を経たのだろう
か？ 2000 年、当時のクリントン大統領が LEP に対しては言語
の壁を越えた医療へのアクセスを平等に提供し、差別することな
く治療することを謳った大統領令を公布した時が大きな分岐点で

あった[1]。その大統領令は罰則付きで、米国には二大健康保険制度、すなわちメディケアとメディケイドがあるが、違反するとその診療報酬の支払いを打ち切るというもので、このことが医療通訳の発展を促すことになったものと思われる。

　近年、日本においても医療の国際化が注目され、看護師[2]や医師向けの小児科雑誌[3]にも医療の国際化というキーワードで特集が組まれるようになった。この章では筆者自身が実際に地方の中核病院で体験していることを紹介しつつ、医師にとっての医療通訳に関する知識や医療チームとして医療通訳導入時に役立つ情報を提供したい。

8-2.　外国人診療を実施するにあたって

　そもそも日本における外国人診療は医師の義務なのか？日本には医師法 19 条 1 項があり、患者が外国人であろうと、求められれば正当な事由がない限り診療拒否はできない。これは医師が国に対して負担する公法上の義務であり、いわゆる応召義務である。正当な事由とは、社会通念上健全とみなされる道徳的判断である。例えば、当該専門科目の医師が不在であり、当該患者の病気の緊急度が低く、近くに紹介できる他の医療機関があれば診療を断ることも許される。ただし、患者が専門医師でなくても診察を希望するのであれば正当な事由とはならないし、患者の医療費の不払いも正当な事由とはならない。今後は外国人患者数が急増する中で外国人診療における医療事故や訴訟のリスクは高まるだろう。

　医療は文化的な影響を強く受けているので、国や民族が異なれば医療のあり方も相当変わってくる。思いも寄らない誤解が生じるかもしれない。しかしながら、そのリスクを認識し、周到な準備をしておけば何も恐れることはない。周到な準備の第一歩はプ

ロフェショナルの医療通訳を利用することである。通訳者に医学の基礎知識があると医師対通訳者間の意思疎通が円滑となり医師も大いに助かる。言葉が通じれば誰でもよいから通訳をつければよいという話ではない。また、そもそも医療通訳者のミッションは文化的背景を考慮した相互理解の促進なので、間違った方向に会話が流れていたら医師に対しても意見を述べるべきだと医療通訳の倫理要綱に謳われている（アドボカシーと呼ばれている）。したがって、トレーニングされたプロフェショナルの医療通訳者を使えばよいのである。なお、2019 年秋より、英語と中国語においてのみであるが、医療通訳試験が開始された。近い将来、当該医療通訳者が国際臨床医学会に認証されているかどうかが判断材料となる。最近、日本医師会の外国人医療対策委員会より「地域医療における外国人医療提供体制のあり方について」と題して中間答申が出されているので参考にしていただきたい（http://dl.med.or.jp/dl-med/teireikaiken/20190522_1.pdf）。一方、医療者は医療通訳者のアドボカシーを尊重しなければならないし、通訳者には通訳しやすい環境を提供することも考慮しなければならない。ここでは、医療通訳者を交えた診療にあたって、医師の心構えを具体的に解説したい。

1) 英語を母語としない患者に英語で診療するのは不適切

　滅多に外国人の患者さんはいなかった頃の私の体験談である。一人の西洋人が同僚の外来を受診した。あせった同僚は日本語以外には英語しか話せない私を呼んだが、その外国人はスペイン語が母語で英語は話せなかった。私はそのことを告げて引き上げたが、どうも西洋人を見ると英語が理解できると期待している節がわれわれにはある。日本では英語圏の国への留学経験のある医師

も多く、つい英語で診療しがちだが、英語が母語でない患者に英語で説明する行為は慎んだほうがよい。英語で多少の意思疎通ができる患者さんでもコアな話になると母語で診療をうけたいものであり、言語が選択できるとなると母語での説明を要求するものである。医療者は患者の母語通訳者を準備することが今時の「患者中心の医療」といえる。

　一方、英語を母語とする患者の診療にあたって、英語ができると自負している医者は自分の英語を試してみたいのか、「自分は英語で診察するので間違っていないか聴いていただきたい」と通訳者に依頼することがある。多くの場合通訳者はこれを嫌うが、医師は「自分の言葉で診療したい」という気持ちを尊重して欲しいと願っている。重要な点は、医学用語を十分かみ砕いて平易な言葉で説明できているかであるが、自信がなければ通訳者に任せるべきである。どうしても医師自身が英語で診療したいのなら、通訳者の気持ちに配慮し、医療通訳者が医者と患者の会話の中に割り込めるタイミングを謙虚に与えることが必要だ。

2) 医療通訳は専門職

　患者が通訳者を同伴することがある。患者の友人や勤務する会社の一般通訳者、宿泊しているホテルの通訳者などである。いくらバイリンガルであっても、基本的には彼らに通訳させてはいけない。その理由は二つあげられる。

①医学専門用語の理解

　通訳者が専門用語を分かっていないと、とてつもなく時間がかかる可能性がある。もちろん、時間だけではなく、内容が正しく伝わるかどうか一般通訳者の場合心許ない。通訳というものは自

分がしっかりと理解し、疑問のない状態に置かないとコミュニケーションがとれず前へ進めない。中途半端にごまかすと、次第に辻褄が合わなくなってくるからである。場合によっては、患者は自分自身の病気のことなので、医療専門でない通訳者より事情はよく理解していて、通訳者が患者に質問したりすることもある。これも私の体験談だが、患者の知的レベルが高く、通訳者より先に私の図解説明を理解し、患者が通訳者に説明するという滑稽な場面を経験したこともある。ゆえに医療通訳は専門性の高い分野であるから、解剖学的構造やその特徴、基本的な人間の生理機能や代表的な内科疾患の疾患メカニズムなどを理解しているプロの医療通訳者を使うべきである。これが医療通訳認証制度が必要とされる理由の一つである。

②倫理的、道徳的配慮

　患者の母語が英語で、医師が英語をある程度理解している場合であれば話の流れが判断できるだろうが、全く理解できない言語、例えば、ギリシャ語やロシア語の場合を想定してみればよい。医師と患者の相互理解をコントロールできるのは通訳者のみであり、医師は 100％通訳者を信じるしかない。通訳者が私感を交えたり、言ってもいないことを言われても全く分からない。つまり、通訳者はその診療場面におけるキーパーソンであるという重責を認識していることが求められている。これこそが医療通訳サービスにおける倫理綱要の存在理由であるのだが、通訳者がそれを遵守しているのか医療者には知るすべはない。ゆえに、医療者は、倫理綱要を学んだプロの医療通訳者を使うべきである。医療者と通訳者との間の互いの信頼関係があってこそ外国人診療が成り立つ。米国では 2000 年代の初めにそのあたりの報告[4]が見られる。

　厚労省は国際臨床医学会に育成と認定に関する科学研究を依託したが、その報告書には医療通訳者は医療チームの一員として定義されている[5]。これはある意味当然で、医療通訳者は医療が円滑に行われるように医療提供側の発想パターンや行動パターンを熟知していなければならない。なお、そのことと医療通訳者の遵守すべき公平性とは矛盾しない。どのような立場でも、医療通訳者の究極の目的は患者にとって安全で安心な医療提供を支援することだからだ。

3) 医療通訳の種類とその特徴

　医療通訳には2種類の通訳手段が存在する。詳細は第1部の1「次世代の医療」で述べているので参照していただきたい。ここでは医療者にとっての具体的な内容を補完的に述べる。それらを理解した上でうまく使い分けるのが賢明である。

①同行通訳

　地方自治体関連の国際交流協会に通訳派遣を依頼したり、その地域のNGOがやっている医療通訳派遣を直接利用する場合は通常同行通訳となる。日本の医療通訳は日本語理解が不十分な弱い立場の外国人をサポートするというNGOの目的意識の中でコミュニティ通訳として発展し、また通訳者達も努力してきた歴史がある。通訳者達は待ち時間ではむしろ患者といろいろと話をしたり寄り添うことで信頼関係が醸成されるだろう。しかし、専門性の高い内容であったり、過去に遭遇したことがないような稀少疾患の場合は肝心の診療内容の通訳が正確にできるかどうかは担保されていない。例えば、乳幼児の先天性心疾患の治療方針の説明などの場合は、体循環と肺循環の血行動態を理解していなけれ

ばほとんど不可能だ。つまり、認定試験が始まると、医療提供側は派遣された同行通訳者がプロかどうかを問うことになるだろう。過渡期においては、医療者が同行通訳者に満足できない時は拒否するのではなく、その場で遠隔医療サービスに繋ぎ、その部分だけ交代してもらってもよい。或いは同行通訳者との会話を聴いてもらい、不十分な時には追加、訂正などしてもらえる環境を作ればよい。

②遠隔医療通訳

　同行通訳だけではまかないきれないことによって、通信機器を用いた遠隔通訳が始まった。当初は電話通訳[6]で発展したが、ここ数年特に米国では映像を伴った会議機器を用いたオンライン通訳（米国ではビデオ通訳と呼ぶ）が発展している。医師にとっても通訳者の表情が見えるため言語を越えた意思疎通が可能となる。特に、画像診断の説明などではビデオ通訳システムは便利であり、日本でもその流れは変わりつつある。通信環境によっては画像がフリーズすることがあるが、音声は通常つながっている。どうしても通信環境が不安定であれば、そのままにして、電話で話を続けることで診療を続行すればよい。総務省は第5世代（5G）移動通信システムの整備計画を前倒しにし、今後5年で約7万の基地局を設置する計画だそうだ。そうなるとビデオによる遠隔医療通訳はさらに充実し、稀少言語や夜間診療、緊急診療、専門性の高い通訳内容にも安定して対応できることになる。認定された通訳士は遠隔ビデオ通訳サービスでこそ実力を発揮するようになると予想される。

4) 看護師の役割

医療はその国あるいは民族の文化に強く影響されているので、日常の看護をあずかる看護師こそ風習や食生活に配慮した日常のケアが要求される。今後医療がこれまでになく国際化されようとしているのでその方面の知識が要求される。最近、『国際化と看護』という本が出版された[2]。かなり包括的に記載されているので、ここではその著書に譲りたい。

5) 事務職員の役割

日本語での意思疎通が不十分な患者が通訳者の同伴なく受診したら、まずどの言語かを知らねばならない。国旗の並んだ図を用意して指し示して貰う病院も米国では見かけたが、紛争地などから来ている人もいて、提示された国旗が自分の国の物ではないと拒絶するような場合もあるようで、微妙な問題をはらんでいる。このあたりは自動翻訳機が活躍するのかもしれない。問診というレベルでは、多言語の問診表を事前に作成しておけば便利であるし、なくてもある程度は今時の翻訳機で対応できる。ただし、翻訳ツールを用いた場合、たとえ誤訳があっても確認する術がなく、翻訳機器の利用により生じた損害については機器を扱う会社は一切責任を問われないことになっているので、翻訳機器を用いるのも当面はこのあたりまでであろう。この時点で緊急度のトリアージも必要なので看護師も巻き込むのがよい。感染症が絡んでいるようなら感染者待合室での診察も考慮しなければならない。したがって、患者が通訳者を同伴していない場合、このあたりから医療に精通した通訳者が必要となる。

当該専門科目の医師が対応でき、診察が可能と分かれば、自費なのか或いは何らかの保険をもっているのかを確認する。日本の

保険証を持参している場合は、本人確認すなわちパスポートや在留証明書と名前が一致していることの確認を忘れてはいけない。残念なことであるが、友人の保険証を借りて受診する患者もいるので、在留外国人に限らず、本人確認は必要である。このように事務職員が患者はもちろんのこと医療機関にとっても安全で安心を担保するために幅広く活動することが必要である。厚生労働省は外国人患者が医療機関を訪れた際、当該医療機関における一連の手続きをサポートする外国人受け入れ医療コーディネーターを置くことを勧めているが、私たちも重要なことだと認識しているところである。

　次に、診察の段階となると先に述べたように、専門にトレーニングされた医療通訳者が必要である。誤訳を原因とした訴訟においては、通訳者や通訳事業者との契約内容にもよるが、医療機関が責任を問われる場合もある。患者が通訳者を同伴していても、友人や家族など認証されていない通訳者であれば、契約している遠隔医療通訳会社に繋ぎ、通訳体制を確保したほうがよい。特に、手術・検査の同意書、輸血の同意書、癌の告知と治療ガイドラインなど難度の高い説明では熟練した通訳者が必要だ。同行通訳者に通訳させたとしても、その通訳振りを遠隔で認定医療通訳士に確認してもらいながら説明を進行させるのが認証制度下の今後のあり方であろう。

　外来診療が無事に始まったからといって事務職員は安心してその場を離れてはいけない。事務職員の最大の仕事は医療費未払いを防ぐことである。医療機関としては、クレジットカードによる支払のキャッシュレス化が未収金発生予防の有効な手段となることを知っておかねばならないし、自由診療を実施している医療機関であれば、この時点で、1点何円で診察をするのか料金体系を

開示すべきである。このように料金体系の事前承諾が医療費未払いを防ぐ最善策である。ここでもう一つ、事務職員が知っておかねばならないのは、日本の医師は多くの場合費用には無頓着であるということだ。日本は国民皆保険であるので患者の医療費負担はそれほど高くない。そのためか、医師の頭の中には検査選択の基準として費用のことを配慮するようにはインプットされていない。したがって、外国人診療においても、採血項目や画像診断を突き詰めて選択しようとする意識が醸成されていない傾向にあると言える。どのような画像診断を使うかが決まった時点で、その費用について事務職員が患者に伝えることは重要で、あらかじめ多言語で作成した検査費用の一覧表を準備しておけばすぐに対応できる。次に、入院となるとその保険でカバーできる範囲を明確にしておいたほうがよい。持っている保険会社に患者自身がメールで連絡し、患者自身が分かっている場合もあるので、容体が安定したところで、通訳者を交えて費用について話しあったほうがよい。保険会社によっては当該国の医師が迎えにきて自国に搬送することもある。

8-3.　地方の中核病院に国際診療部誕生

　私が勤務する霧島市立医師会医療センターは鹿児島県の姶良・伊佐二次保健医療圏にあり、人口 24 万人をカバーする 254 床の急性期中核病院である。私は小児外科医として 3 年前に着任した。この地域は霧島錦江湾国立公園の一部を形成している観光地であり、鹿児島空港まで車で 20 分程度の距離にある。長期計画の中で外国人診療も目指しており、過去には外国人観光客の受診もあった。一例は循環器医が狭心症患者にバルーン血管形成術まで行っていた。また、当院には祖母が中国残留孤児で子どもの時

に霧島に帰国、定住し、日本で看護学校を卒業した看護師がいて、これまで中国人患者に対応していた。

　院長には国際診療部を創設していただき、看護部長には私を中心としてその中国語が話せる看護師も含め、病棟師長1名、事務職2名、検査技師1名、薬剤師1名からなる外国人患者対応チームを組織していただいた。医療通訳はiPADを使用する遠隔医療通訳のベンダーと無償試用期間を経て契約した。月に1度の外来ナースを中心とした外国人患者診療のシミュレーション研修を月1回のペースで半年ほど行った。現在もそのチームは活動しており、外国人患者診療があるときには支援し、また事後に反省会を行っている。これまで経験した事例の中から幾つか紹介する。

　事例1　旅行中の韓国人の中年男性、妹と両親が一緒に付き添って来院
　主訴は腹痛で、尿管結石の既往歴があり、造影CT画像で診断がついた。電話医療通訳を利用し、韓国語で診療が始まったが、その通訳者は尿管という言葉を理解できなかった。患者の妹が英語教師だったので、私自身が英語で妹を介して通訳し事なきを得た。当初、両親は怪訝な顔をして我々の診察を見ていたが、診断も確定され、ボルタレン坐薬で鎮痛された後は、本人や家族に笑顔が見られ、病院を出るときには、なんとわれわれとの記念撮影を求められた。医療者冥利につきる経験だ。今後、特に遠隔医療通訳においてはプロの通訳者を率先して雇用するべきだと感じた次第である。

　事例2　旅行中のスイス人の老人、男性、奥さんを同伴して来院し、入院
　主訴は呼吸困難で週末に来院。外科研修医が当直で診察し、肺浮腫と心拡大を伴っていたので入院とした。循環器医が呼ばれ心

電図で陳旧性の下壁心筋梗塞が判明し、ベッド上安静、酸素投与、利尿剤投与などの治療が開始され順調に回復した。院内にまだ広く遠隔医療通訳の使用方法が周知されていなかった時期で、入院時、当直看護師長が患者の持っている翻訳のアプリを当院が契約している遠隔医療通訳の iPAD にダウンロードしてコミュニケーションをとった。月曜日になり、国際診療部チームが関与し、事務職員は遠隔医療通訳を介して、医療費の説明を行った。言語は英語であった。患者自身がすでに保険会社に小まめにメールで連絡し、保険で自国への搬送までカバーしていることを知っており、事務職員は国内の関連保険会社に電話し搬送などの手続きをとった。国際搬送会社が全て窓口となり、後日医療費は全額支払われた。

症例 3　韓国人中年男性 2 名、交通事故による打撲

日本企業関連の韓国の会社の見学旅行で 10 人ぐらいのグループで来日していた。そのうち 2 人が夜間に自動車との接触事故を起こし、救急外来に運ばれた。日本の会社側の通訳が同伴していたことと、患者も当直医も英語での意思疎通に問題はなかった。幸い打撲のみで骨折はなかったものの、経過観察のため入院となった。病棟では看護師の意思疎通は困難であった。翌朝、私が事務職員と訪床すると患者はどちらも英語は堪能であることが分った。また、日本企業の通訳者は全員の予定を変更して来院していて、病状によっては退院させ、次の場所に移動したいとの申し入れがあった。そこで、私自身がコーディネーターとなり迅速に行動した。まず、整形外科医の協力が必要である。整形外科医はその日の外来がすでに始まっていたが、事情を説明し、専門医としての患者診察と説明を依頼した。その際、英語で私が通訳をしようと考えていたが、患者は 2 人とも韓国語を選んだので、遠

隔医療通訳を利用し、昼過ぎには退院の運びとなった。入院費などは保険会社から支払われた。

　これらの事例を通じて感じたことは、第一線の医師達は若い研修医も含め、救急外来での外国人診療に真摯に携わったことである。医師法 19 条の遵守である。専門医によるバックアップも十分であった。看護師たちも身振り手振りで言葉の壁を乗り越える自信があるのか、実に頼もしい看護のプロであったが、通訳機器の日頃の使い方に慣れておく必要があると思われた。支払いに関する保険会社との連絡など事務職員の積極的な関与で未収金を防ぐことが確認できた。また、各科の医師は自分の予定された業務で忙しいので、理想的にはチームの医師が直接コーディネーターの役目を担うことが求められる。外国人診療は慣れが必要なので、外国人診療チームを組織し、普段からシミュレーションをしておいたほうがよい。バイリンガルの看護師やコ・メディカルがいる医療機関であれば、大いに役立つし関与してもらえばよいのだが、勤務時間が合わなかったり、専門外の分野であれば結局知識があるわけではなく、お互いにストレスとなるので国際診療部委員会のようなものを組織し、その中で能力を発揮してもらえばよい。繰り返しになるが、医療通訳者の確保は医療通訳に特化したトレーニングを受けたプロの通訳士を確保することであり、その点遠隔医療通訳は大変便利である。

文献

1　石崎正幸：米国の医療通訳（『医療通訳入門』松柏社、2007 年）
2　『国際化と看護』MC メディカ出版、2018 年
3　特集「国際化する医療・保健・福祉—インバウンド・アウトバウンド　小児内科」2017、49 巻 pp.6781-6869

4 　Karliner, LS, et al. Do professional interpreters improve clinical care for patients with limited English proficiency? A systematic review of the literature. 　Health Research and Educational Trust DOI:10.1111/j.1475-6773.2006.00629.x

5 　http://mhlw-grants.niph.go.jp/niph/search/NIDD02.do?resrchNum=201620052A

6 　Karliner, LS, et al. Convenient access to professional interpreters in the hospital decreases readmission rates and estimated hospital expenditures for patient with limited English proficiency.
Medical Care 55（3）:199-206, 2017

第3部　少数言語における医療通訳

9. 外国人ヘルスケアにおける 外国語双方向性運用能力の 不可欠性

林田 雅至

9-1. 健康管理通訳人材の育成——ISO 健康管理通訳の規格化

　ISO 健康管理通訳の規格化は 2019 年度に発行される見込みである。従来の「医療通訳」にいったん「健康管理」が加えられ、その後、「医療」という文言は削除された。本来公共サービスを前提とする規格化において、その内容がタイトルに明確化されたと言える。この場合 Health Care の含意は Global Public Health Care となる。つまり、意訳すれば、「地球市民の健康(衛生)管理」である。

1) ISO とは何か？

　ここで耳慣れない ISO に触れると、スイス・ジュネーブに本部を置く非政府機関 International Organization for Standardization (国際標準化機構) の略称である。ISO の主たる活動は国際的に通用する規格を制定し、ISO が制定した規格は ISO 規格と言われる。ISO 規格は、国際的な取引をスムーズにするために、製品やサービスに関して、世界中で同品質・同レベルのものを提供する国際的な基準であり、制定や改訂は日本を含む世界 165 か国 (2014 年現在) の参加国の投票によって決定される。身近な例として、非常口のマーク (ISO 7010)、クレジットカード・サイズ (ISO/IEC 7810)[1]、ネジ (ISO 68) などの ISO 規格が

挙げられる。これらは製品そのものを対象とする所謂「モノ規格」
で、日本では JIS（日本工業規格）として知られている。

　2018 年に ISO45001:2018 として ISO 化された、労働安全
衛生マネジメントシステム（Occupational Health and Safety
Management Systems）は、昨今の「働き方改革」の一環で、日本
は厚生労働省が制定した指針（改正 1999、2006 年）を合流させ
ている[2]。

　この中に「医療（公衆衛生）・福祉」（衛生管理者・国家資格）[3]な
ども含まれる。「モノ規格」ではなく、「人材規格」ならぬ、人材養成・
育成が不可欠となってくる。

　その延長線上で、ISO 健康管理通訳規格を捉えるのが素直な文
脈理解である。

2) Medical Linguistics Innovation

　外国語学習は学習言語・文化に適応（同化）・統合するものと歴
史的に位置付けられる。現在の Global English や Global Chinese
も同様である。ISO「健康管理通訳（Health Care Interpreting）」の
規格化に伴い林田は Medical Linguistics Innovation を提唱して
いる。外国語教育・学習を相対化し、媒介語＝学習者母語・文化
の重要性を強調し、Contextual Sensitivity に基づく「双方向性運
用能力（interactive competence）」の涵養に力点を置いている。

3) 抽象概念の理解の不可欠性

　この難関の課題をいかに克服するかに「健康管理通訳」養成の
ポイントがある。

　まず CEFR[4]（欧州言語共通参照枠基準）の B2 以上の能力が求
められる理由は、抽象概念の理解の不可欠性にある。それは何を

意味するかと言えば、invisible な内容（患者・家族などの感情的な微妙なニュアンス、あるいは医療従事者の治療上のデリケートな説明）を学習言語で把握できるということで、CEFR の B1（visible で具体的な内容理解）からすれば、ハードルは格段に上がっている。

4) 母語と学習外国語の橋渡し作業 (1)

　学習者母語による母語・文化の抽象的概念の理解は暗黙の了解ではある。けれども、一般的に SNS などの急速な普及で日本人の母語＝日本語の傾聴力、理解力が、非常に低下し、危機的な状況にあると言ってよい。実はそれは各国母語話者に見られる世界的な現象でもある。

　医療通訳者、否、健康管理通訳者になろうという志の高い人にそのような懸念を抱く必要はないと思われるが、通訳学習において、まず母語による傾聴理解力を確認し、鍛える必要がある。その上で、その内容を外国語・文化に通訳・翻訳し、「**橋渡し**」する。これが第一義的に求められる。

5) 母語と学習外国語の橋渡し作業 (2)

　具体的に言えば、学習外国語から日本語への通訳・翻訳する能力と日本語から学習外国語への通訳・翻訳する能力をバランスよく、正確に身に付けることが求められる。

　「**橋渡し**」は、学習者自身の自助努力にかかってくるとともに、そこに本人の両言語における **Contextual Sensitivity**（文脈を汲み取る感性）の良し悪しが大いに関わってくる。直感力とも言えるし、勘の良さとも言える。努力も必要であるが、両言語における言語的センスが問われることになる。「口は楽器」であり、

Oral Athlete と言える。われわれが、interactive competence を問う「**適正テスト**」[5]を実施する根拠はここにある。

9-2.　グローバル外国語教育における双方向性運用能力(interactive competence) の不可欠性

1)「健康管理通訳」に求められるもの (1)

　これまで、第三者として寄り添い支援を実践する「健康管理通訳」を現代の典型的な外国語教育のあるべき一つの姿として論じたが、その行為は、所謂「通訳」で言われる「足しても引いても」駄目であるという原則論は、「健康管理通訳」には通用しない。外国人患者の気持ちを斟酌し、また日本人医療者の説明を嚙み砕いて、外国人の母語文化的背景などを考慮し、「**言い換える**」必要がある。

2)「健康管理通訳」に求められるもの (2)

　この「**言い換える**」ことのヒントは、民話研究概念の「移し替える (transfer)」にある。例えば、普遍的な概念で「小さい者が大きい者をやっつける」などという民話は世界中にある。御伽草子(17世紀中葉～18世紀前半) に見える、一寸法師、桃太郎、浦島太郎、物ぐさ太郎、酒顛 (呑) 童子などがそうである[6]。応仁の乱の頃圧政に苦しむ庶民がそうした民話を通して溜飲を下げたと言われる。

　アフリカの素早く走るウサギや、ブラジルのサッシペレレ (Saci-pererê) という黒人片足少年、イベリア半島の世知に長けた女性セレスティーナ (Celestina) も同様に既成概念を打ち破る力を秘めている。概念は同一でも、多言語・多文化の中で、多様な変容を見せるのである。

9-3.　外国語教育概論

1) 2,000 時間を超える外国語学習時間

　従来「双方向性外国語運用能力」は所謂「バイリンガル話者」でなければ、無理ではないかと思われてきた。しかし、CEFR による能力（熟達度）別レベルが設定され、6 段階の「中上級」にあたる B2 以上になれば interactive で deductive（演繹的、応用の効く）なレベルまで達し、Contextual Sensitivity（文脈を汲み取る感性）に拠って、しかるべき訓練を重ねて「双方向性外国語運用能力」は担保される。因みに、日本の大学設置審基準の「義務的」学習時間で、予・復習を含む約 2,000 時間（4 年間）を超える実践的な「外国語学習」によって、学習者母数の 5% ほどが「双方向性外国語運用能力」に達するとされる。

2) 言語習得の基準参照値

　右の表において、ロシア旧東欧圏東洋学部日本語科の例を示し、日本の学習時間と比較する意味で、対照させたが、個別に訊いてみると、自習時間はもっとやっていると言われた。ここでは、言語習得の基準参照値として 6,750 時間としているが、これは具体的に何を意味するかと言えば、関西空港に到着した留学生が、飛行機のタラップを降りたところから、流暢な日本語発話がなされ、書き言葉の漢字知識も相当学習済みであるという状態である。現代日本語・文化事情に関して、半年ほど予備教育を経て、大学院修士課程へ進学するイメージである。

3) ダブルリミテッド［二言語制約］

　因みに、日本で中高 6 年間でコミュニケーション能力が乏しいと批判され、一気に成績評価も伴うキッズイングリッシュの拙速

な導入に至っているが、ここに示した中等教育課程（英語）の時間数は最も学習時間が費やされる所謂進学校の場合を参考としているが、一般的には、1,500 〜 1,600 時間未満である。上記 2,000 時間以下であり、数字の上で、発話にまで至るとは考えにくいのである。母語形成獲得期が 11 〜 12 歳であり、それまでに、英語教育の導入で、二言語学習（習得）を強いるのは、かなりの無理があると思われる。二言語が不十分に習得される（最悪の場合はダブルリミテッド［二言語制約］）[7] 懸念があることを指摘しておきたい。急がずとも、18 歳からでも外国語学習時間をきちんと担保すれば、必ず身に付くのである（下記表：林田作成）。

表まとめ：数量根拠に基づく「外国語学習」を考える

	授業時間	自習時間(大学設置審査基準など)	修了単位要件総学習時間数	留学による学習4,800時間加算(1日16時間言語シャワー×300日)
日本の外国語学部系(4年間)：1コマ≒2h 上記実態：1コマ=1.5h	900 675(7.5s×4y×15回)	1,800 1,350(授業時間数：2倍)	2,700 2,025	7,500 6,825
ロシア旧東欧圏東洋学部日本語科(5年間)	2,250 (20s×5y×15回)	4,500授業時間数：2倍	6,750(言語習得基準参照値)	留学なし
欧州CEFR 言語検定試験（上級）ALTE - The Association of Language Testers of Europe (現在27言語)	900	1,800	2,700	7,500 CEFR: Common European Framework of Reference for Languages (ヨーロッパ言語共通参照枠)
ドイツへの移民に課される「社会的統合」(言語学習)CEFR中級	600	1,200	1,800	6,600(みなし留学) IATE:https://iate.europa.eu/home (European Union Terminolgy：欧州法言語翻訳サイト：26言語)
小学校〜大学までの英語学習	736.4	1472.8	2,209.2	7,009.2
中等教育課程(英語)	628.4	1,256.8	1,885.2	6,685.2
日本の大学英文科(4年)	900 675	1,800 1,350	2,700 2,025	9,385.2(+6,685.2) 8,710.2(+6,685.2)

9-4.　外国語＝日本語教育における基礎的双方向性運用能力 (interactive competence) の不可欠性

1) 日本語学校の学習に求めるもの

　上記 **9-1** にある、双方向性外国語運用能力を基礎として実践する「健康管理通訳」について所謂「通訳」で言われる「足しても引いても駄目である」という原則論は、「健康管理通訳」には通用しない。繰り返すと、外国人患者の気持ちを斟酌し、また日本人医療者の説明を噛み砕いて、外国人の母語文化的背景などを考慮し、「言い換える」必要がある。**「「健康管理通訳」に求められるもの (2)」で見たように**、この「言い換える」ことのヒントは、民話研究概念の「移し替える (transfer)」にある。

　日本語学習において、外国人生徒に、学習者の言語文化的背景、多様性を知って、基礎的な「双方向性外国語運用能力」を身に付けさせることが大切である。

2) 日本語学校におけるステークホルダー (文化的媒介者) の育成

　日本語学習において、一方的に日本語日本文化を教えるのではなく、彼らの母語・母文化を日本語・日本文化に「移し替える」「言い換える」橋渡しをする術を高度な「通訳技術」「健康管理通訳」のレベルではなく、基本的で、簡単なレベルから丁寧に教えるという姿勢が必要である。

　基礎的な interacive competence (双方向性外国語運用能力) を身に付けると、一方的にパタンプラクティスで覚える紋切り型の日本語による発話ごとに抱える「ストレス」を緩和する効果が発揮される。

　「日本語ではこう言うんだ」という断定的な言い方は控えるのが望ましい。

　さて、そうした interactive competence を習得する学習過程で、学習者母数から5％程度、耳のよい言語センスの優れた受講者が現われる。20名クラスなら1名、40名規模で2名になる。そうした「口を楽器」のように駆使できる母語話者を取り出して、双方向性外国語運用能力を一層鍛えることを勧める。外国人生徒のステークホルダー、換言すれば、文化的媒介者（cultural mediator）として育て、患者生徒と医療者の「橋渡し」役を演じてもらい、あらかじめ近隣病院や保健所の医療者の協力を得て、指導を仰ぐことである。勿論、そうした俄か「健康管理通訳者」だけに依存することなく、並行して医療機関側などは「健康管理通訳」人材の育成支援にも尽力し、二段構えで外国人生徒の健康維持・病気回復に対応すべきである。

　公益財団法人・大阪公衆衛生協会主催、大阪大学 CO デザインセンター共催 JICA 関西後援「適正テスト」に関して、「移し替える」「言い換える」通訳能力の第三者チェック機関として、「適正テスト」健康管理通訳多言語版の作成を進めている。

9-5.　日本語学校を取り巻く感染症（結核）問題
1）途上国化する厳しい健康衛生環境

　実際、2018年度で、大阪市内41の日本語学校が存在し、東南アジア諸国出身者を主体とする4千人ほどの生徒が学んでいるが、結核健診による患者発見率は2011-17年で0.2％に達している。この数字は西成、あいりん地区における発見率が2013年の0.7％から17年の0.3％まで低くなってきており、ほぼ同じ率になっている。ただあいりん地区では、総合的結核対策が進んでおり、今後とも患者発見率が低下することが期待できる。一方、日本語学校生徒の母国であるベトナム、インドネシアなどの東南ア

ジア諸国は結核罹患率が日本の 10-20 倍であり、大阪市で発見
される 20 代の結核患者の日本語学校生徒など外国生まれの患者
が占める割合は、2008 年の 13.6％から 2017 年の 57.5％まで上
昇した。今後とも日本語学校生徒数が増加することが予想され、
早急に対策を講じることは喫緊の社会的課題である。

　来日直後の健診による患者の早期発見と見つかった患者を対
面による服薬支援 DOTS（直視監視下短期化学療法、Directly
Observed Treatment, Short-course）を毎日実施するなど不断の努
力が不可欠である。さらに、これら日本語学校生徒患者の病状が
進んで、結核菌を排菌している場合は、同じクラスの者や、アル
バイト先（ほとんどの生徒がアルバイトをしている）の従業員の
接触者健診をして、感染している場合は、発病予防のための抗結
核薬の服用をするなど、不可欠な対応が必要であり、その社会的
影響は大きい。

2) 長期滞在外国人の結核対策

　こうした状況下、「平成 30 年度ストップ結核パートナーシップ
関西、第 6 回ワークショップ、テーマ：『長期滞在外国人の結核
対策』」（2019.1.26；13：30-17：30）[8] の中で、下記のように提言
として発表した。

　日本語学校にターゲットを絞って、健康保険証発行までの「3
か月」を待たずに、来日直後健康診断（結核検診）を徹底し、可能
な限り、学校で朝食を無償提供し、学校内、同一語圏内の生徒の
中から、20 ～ 40 名クラスサイズで必ず 1~2 名存在する「口を楽
器」のように操る耳のよい生徒を選出し、日本語・当該言語の「双
方向性運用力」を身に付けさせるように鍛え、学校内の彼ら同一
語圏グループの支援リーダー（ステークホルダー、文化的媒介者）

として育成し、当該グループ、学校と医療機関（病院、クリニック、保健所など）との繋ぎ役を演じさせるシステムを構築することを中央政府に対しても、また大阪府・大阪市に対しても提案した。

9-6.　まとめ──今後の具体的な対策

　今後、各学校を「健康（衛生）管理」の現場と捉え、彼らの健康・衛生環境を守り、ひいては、日本社会の健康（衛生）管理に繋がると考える。そうした支援リーダーにも上記「適正テスト」多言語版を受検させ、ISO13611:2014「コミュニティー通訳」（発行済）資格を付与したい。

　合わせて、感染症の一般的知識と結核に関する個別専門的知識の学習と、結核患者が薬を飲み忘れないよう医療従事者の前で、特に学校内で内服することを徹底させる DOTS を周知するワークショップの開催予定（年1回、3日コース：計15時間程度）である。「適正テスト」は別途実施を行い、ワークショップ後の知識チェックテストと合わせて、受講者に少なくとも、これまでの展開を踏まえれば、「健康管理通訳者」という表現よりも、「健康管理多言語話者・多文化支援者」としたほうが適切であり、公益財団法人・大阪公衆衛生協会会長署名でその認証を与え、資格人材として社会に送り出す見込みである。

　一方、日本人支援者も不可欠であり、目下の予備軍は林田が大阪大学外国語学部（箕面キャンパス）で行う授業を受講する40名ほどの学部生である。

　また、大阪市内で少なからず存在する民間・日本語学校は、明確に外国人生徒を労働力と捉えている以上、50名以上の従業員を抱える会社に配置が義務付けられる国家資格「衛生管理者」（通常人事部付き）を活用することが可能であり、他方、一般論とし

て、「適正テスト」資格を取得し、DOTS を身に付けた「衛生管理者」は組織内のみならず、CSR（企業の社会的責任）を果たす観点から、社会貢献活動においても有効にその役割を演じると考える。

　こうした日本人支援者にも同様に「健康管理多言語話者・多文化支援者」認証を付与するものである。

9-7.　附言――「適正テスト」の効果と期待

　2019 年 2 月 8 日 G20 学内語学選抜で上記「適正テスト」（日英、英日版：総点評価基準は GPA [11] に準拠、双方向性検証得点差は日英訳得点と英日訳得点の差）を実施したが、バイリンガル受検者でも、AA（左は総点 80 点以上；右得点差 A は 2.5 点以上 5.0 点未満）になり、SS（総点 S は 90 点以上、得点差 2.5 点未満）、SA という「最高ランク」には入らず、一人は、留学経験がないにもかかわらず、通常の中高・英語教育と、今年度 interactive competence を涵養する授業受講で、そのバイリンガル話者と総点も得点差も遜色なしという結果となっている。ただ、こうした結果を見て、「適正テスト」は、既成の外国語検定試験で測れない実質的な「言語習得履歴とその双方向性運用能力」を知る手立てとして有効な手段であると自信を深めたのである。

　今後日本で人口の減少する中、一層の多言語・多文化（モザイク）化を考え、ベトナム語、ネパール語、タガログ（フィリピノ）語、インドネシア語など東南アジア諸言語、あるいはロシア語などの「適正テスト」の必要性を強く実感したのである。

注
　1　IES: 国際電気標準会議（International Electrotechnical Commission）の略称。電気及び電子技術分野の国際規格の作成を行う国際標準化機関。

2 一般財団法人「日本品質保証機構」：
https://www.jqa.jp/service_list/management/management_system/
労働安全衛生法：
https://www.aemk.or.jp/roudou_anzen.html
https://elaws.e-gov.go.jp/search/elawsSearch/elaws_search/lsg0500/
detail?lawId=347AC0000000057
厚労省指針（改正：1999、2006）：「労働安全衛生マネジメントシステ
ム（*Occupational Health and Safety Management Systems*）」
http://www.jaish.gr.jp/anzen/hor/hombun/hor1-2/hor1-2-58-1-0.htm

3 衛生管理者：
https://www.roukan.or.jp/eisei3.html
日本で 2020 年を目途とされる「労働安全衛生法」の ISO 認証取得が
進めば、内包される衛生管理者資格も外国人労働者の雇用によって組
織内の多言語・多文化化が広がり、結果必然的に国際化が求められ、
ISO 化に傾く可能性は大いにあると見ている。

4 Common European Framework of Reference for languages
http://rm.coe.int/16802fclbf

5 **2018 年度実施の SDGs「適正テスト」：**
http://www.cscd.osaka-u.ac.jp/co/2018/000521.php
https://www.osaka-u.ac.jp/ja/news/seminar/2019/02/8032
https://kansai-sdgs-platform.jp/cat_event/413/
http://kansai-sdgs-platform.jp/cat_event/914/

6 御伽草子（17 世紀中葉〜 18 世紀前半）：
横山重・松本隆信共編『室町時代物語集成』全 15 巻（本篇 13 巻＋補遺
2 巻）、（角川書店、1983-1988 年）
山口昌男著『アフリカの神話的世界』（岩波新書、1971 年）
Saci-pererê：
ARAÚJO, Alceu Maynard. *Folclore nacional,* São Paulo, Ed.
Melhoramentos, 1964, v.1, p.419.
La Celestina（1499）：
『ラ・セレスティーナ』（杉浦勉訳、『スペイン中世・黄金世紀文学選集 4』
国書図書刊行会、1996 年）

7 ダブルリミテッド：
https://www.philanthropy.or.jp/magazine/365/shibasaki.pdf

8 平成 30 年度ストップ結核パートナーシップ関西、第 6 回ワークショッ
プ、テーマ：「長期滞在外国人の結核対策」（下記に配布資料など掲載）：

　　　http://www.osaka-pha.or.jp/suisin/pdf/suisin_31.pdf
　9　履修評価制度 GPA（Grade Point Average）：
　　　https://ja.wikipedia.org/wiki/GPA

参考文献

拙稿「医療通訳（医療言語学によるイノベーション）はグローバル社会との「共創」によって世界の扉を開く」（Co＊Design, 大阪大学 CO デザインセンター、2017、第一巻、第一号）、p.85-102.

　　https://ir.library.osaka-u.ac.jp/repo/ouka/all/60555/cod_01_085.pdf

拙稿「目指せ！多言語コミュニケーション・デザイナー」（大阪大学コミュニケーションデザイン・センター編、Communication-Design 2005-2015、2016、第一巻、第一号）、p.108-117.

　　http://ir.library.osaka-u.ac.jp/dspace/bitstream/11094/55655/1/cdob_t1_108.pdf

林田雅至・印南敬介共著「グローバル外国語教育に不可欠な「高度汎用力」の原点：interactive competence を支える「スクライビング」実践報告」（Co＊Design, 大阪大学 CO デザインセンター、2018、第三巻、第一号）、p.79-85.

　　https://ir.library.osaka-u.ac.jp/repo/ouka/all/67895/cod_03_079.pdf

西成区役所結核対策特別顧問医師・下内昭報告「大阪市・西成区の事業活動による内部データ」（2008-2017 年）

　　DOTS：

　　https://jata.or.jp/terminology/z_6.html

10. ベトナム語医療通訳のための基礎知識

清水 政明

10-1. はじめに

　2012 年頃から在日ベトナム人の人口が急激に増え始め、2019年 4 月の「出入国管理及び難民認定法及び法務省設置法の一部を改正する法律案」施行に伴い、更に増加の一途をたどっている。外国人が日本で就労する形態として、従来は留学生による時間制限付き「アルバイト」や「技能実習生」制度が一般的であったが、新たな在留資格として「特定技能 1 号」「特定技能 2 号」が創設された。一方ベトナム本国では、海外に出て一定期間働く労働形態を「労働輸出 (xuất khẩu lao động)」と総称し、技能実習生制度のみならず、留学生として海外で学びながらアルバイトで稼ぐことも同じ文脈で語られることがある。そのような中、ハノイやホーチミン市など都市部では、労働輸出・留学斡旋会社の不当な斡旋による過酷な労働の実態がマスメディアで取り上げられ話題を呼んだが、農村部ではいまだに日本に行けば大金が稼げるという「神話」がまかり通るところもあり、特に中部各省から訪れる留学生や実習生が増えつつある。それは、医療機関で対応すべきベトナムの方言や背景となる生活スタイルが今後さらに多様化することを予想させる大きな問題である。

10-2.　方言の多様性

　南北に長いベトナムは方言のバリエーションも多様で、標準語の基礎となるハノイを中心とする北部方言、語彙・発音の面で大差はないが外国人には聞き取りが難しいホーチミン市を中心とする南部方言、そして、古いベトナム語の特徴を随所に残す中部方言の3方言に分類される。ハノイ方言とホーチミン市方言の差異は、誤解を恐れずに言うならば関東と関西の方言差に喩えられる。一方、中部方言は東北方言や九州方言に喩えられる程度に標準語との差が大きい。例えば、基本的な語彙である「病気の(sick)」という形容詞と関連する語彙を方言毎にまとめてみると、表1のようになる。

表1　「病気の(sick)」関連語彙

	ốm	*bệnh*	*đau*	*gầy*
北部	病気の(形)	病気(名)	痛い(形)	痩せた(形)
中部	痩せた(形)	病気の(形)	痛い(形)	—
南部	痩せた(形)	病気の(形)	病気の・痛い(形)	—

　一方、ベトナム語には *mệt* という語彙があり、基本義は「疲れた(tired)」であるが、カバーする意味範囲は、「疲れた」から「気分が悪い」、「体調が優れない」までを含意する。「病気休暇」の理由にもなる場合があるので、「単に疲れたくらいで」と誤解しないよう、注意を要する必要がある。

　参考のために、現代ベトナム語諸方言の発音上の特徴(特に子音)を以下にまとめておく。

　この表の意味するところを理解するには多少の慣れが必要で

表2　語頭子音の発音

正書法ローマ字	北部の発音	中部の発音	南部の発音
s (sốt「発熱した」)	[s]	[ʂ(そり舌音)~ʃ]	[s~ʃ]
x (xương「骨」)	[s]	[s]/[ʃ]	[s]
tr (trị「治す」)	[tʃ]	[ʈ~ʈʂ(そり舌音)]	[ʈ~ʈʂ]
ch (chống「抗~」)	[tʃ]	[c]	[c]
r (ruột「腸」)	[z]	[ʐ(そり舌音)]	[ʈ~r]/[ʐ]/
[ɣ](ガ行摩擦音)	[z]		
d (da「皮膚」)	[z]	[j]/[ɗ]/[z]	[j]
gi (giọt「~滴」)	[z]	[j]/[ʐ]/[ʔ]	[j]
n (no「満腹の」)	[n~l]	[n]	[n]
l (lo「心配な」)	[n~l]	[l]	[l]

表3　語末子音の発音

正書法ローマ字(語例)	北部の発音	中部の発音	南部の発音
n (đơn「処方箋」)	[n]	[n]	[ŋ]
t (mặt「顔」)	[t]	[t]	[ŋ]
ng (băng「包帯」)	[ŋ]	[ŋ]	[k]
c (mặc「着る」)	[k]	[k]	[k]
nh (bệnh「病気」)	[ɲ](ニャ行音)	[ɲ]	[n]
ch (mạch「脈」)	[c]	[c]	[t]

あるが、例えば、ベトナム北部の出身者が(あえてカタカナ表記すると)「エム・ノー・クヮー」と発話した場合、正書法で書く

と Em no quá.「お腹が一杯です。」を意図している可能性と、Em lo quá.「心配です。」を意図している二つの可能性があるということになる。また、南部出身者が、「ルア・マック」と発音した場合、それは rửa mặt「顔を洗う」を意味しているのであり、rửa mặc「洗って着る」を意味しているわけではないということになる。後者のような例は文脈で判断できるが、前者の場合、その人の発音の癖をつかんだ上でないと判断できないので、Ý em là 'no bụng' hay 'lo lắng'?「『お腹が一杯』の意味？それとも『心配』の意味？」と 2 音節語で言い換えて確認する必要があり、しばしばそのような場面に出くわす。

10-3.　生活スタイルの多様性

　首都ハノイや商業都市ホーチミン市では、西洋医学スタイルの医療に対する志向が定着しつつあるが、例えば、北部タイグエン省立病院の各科の構成を見ると、「民族医学 (y học dân tộc)」という科があることに気付く。これは一般に「東医 (đông y)」科とも呼ばれ、東洋医学の手法で治療を行う科である。都市部から少し離れると総合病院のれっきとした科の一つとして東洋医学科が設置されている事実が窺える。また、大都市に住む人々の生活でさえ、普段の食事に際しては、熱い「陽」のものと冷たい「陰」のものの「食べ合わせ」に留意した食生活が送られており、普段使う薬としても「東医薬 (thuốc đông y)」がまだ多く服用されている。それら漢方は中国に端を発する「北薬 (thuốc bắc)」とベトナム独自の「南薬 (thuốc nam)」に分類され、かつて王朝時代には『南薬神経』という書物の中で男性・女性・子供のかかる主な病気とそれを治すための薬草名とその用法が、漢字や民族文字で書かれていた。病院での治療が西洋医学を基礎とする傍らで、街中の東医

薬局では、依然として脈拍や顔色、肌の色を基に処方される漢方薬が売られている。日本に住む娘にわざわざ漢方薬を持参する母親の姿もよく見かける光景である。特に中高年以上、あるいは農村部出身のベトナム人にとって、漢方の知識が日常の健康管理の重要な手段であり、西洋医学はある意味でそれでカバーしきれなくなった場合の手段とみなされる傾向が強い。その結果、病院に来る際にはすでに重篤化している場合が多く、世界的に評価が高い日本の医療への期待度も自ずと高まるわけである。

10-4.　言語表現の多様性

　例えば、日本語で痛みを表現する際、「きりきり」、「ずきずき」、「ひりひり」、「じんじん」等の擬態語が多用される傾向があり、それを外国語に訳すことの困難さがしばしば指摘される。ベトナム語にも同様の擬態語が多数存在し、その形態は日本語と同じく音節を繰り返す「畳語」（ベトナム語で từ láy）と呼ばれるものである。ベトナム語の畳語を日本語に訳すことも至難の業であることに変わりはないが、ここに畳語を含む「痛み」を表す語をいくつか紹介し、通訳の際の利便に資することを目指したい。痛みの程度の違いを表したい場合には、他の形容詞と同じく、*hơi đau / đau sơ sơ / đau nhè nhẹ*「やや痛い」、*rất đau / đau nhiều*「とても痛い」、*đau dữ dội*「激しく痛む」のように *đau*「痛い」の前後に程度を表す語を付ければよい。以下には異なる痛みの種類を表す語を紹介する。

đau âm ỉ　激痛ではないが、じわじわと長引く鈍痛
　例) Cơn đau đột nhiên trở lại, lúc đầu còn *âm ỉ*, sau cứ tăng lên dần.「痛みが突然戻ってきて、最初は鈍痛だったが、徐々に

増してきた。」

đau râm ran　ひどくはないが、一か所から徐々に広がっていく
ような鈍痛

　　例) Em hay *đau râm ran* bụng dưới trước và sau khi có kinh.「私
　　　はよく生理の前後に下腹部のあたりに鈍痛を感じます。」

đau rần rật　とめどなくピリピリとしびれるような痛み

　　例) Cảm giác tê *đau rần rật* hoặc như kiến bò ở ngón cái, trỏ,
　　　giữa và ngón đeo nhẫn.「親指、人差し指、中指、薬指に感
　　　じる、蟻が這うようなピリピリしたしびれる痛み」

đau ran rát　皮膚に感じる焼けるようなヒリヒリした痛み

　　例) Mấy ngày nay em đi tiểu có hiện tượng *đau ran rát*.「ここ
　　　数日小便に行くとヒリヒリした痛みがあります。」

đau xon xót　傷口に塩が染みるようなヒリヒリした痛み

　　例) Dạ dày như có ai lấy kim chích *đau xon xót*.「胃が、まるで
　　　針で刺したようにキリキリ痛んだ。」

đau quặn (*thắt*)　締め付けられるような痛み

　　例) Các triệu chứng *đau quặn* (*thắt*) bụng hay chán ăn, buồn
　　　nôn giảm nhanh chóng.「締め付けられるような腹痛、食欲
　　　不振、吐き気の症状がすぐにやわらいだ。」

đau từng cơn　断続的な痛み

　　例) Em cả đêm không ngủ được, bụng *đau từng cơn* cứ khoảng
　　　5 -10 phút 1 lần.「一晩中眠れなくて、お腹が5〜10分毎に
　　　痛みます。」

　例えば、(*đau*) *nhói* という語があり、(*đau*) *thốn* と同じく「突
然きりっと痛む」という意味であるが、*nhói* の語を畳語の派生様
式にしたがい *đau nhoi nhói* と言うと、程度が低くなり「ちくち

く痛む」という意味になる。状態を表す畳語の特徴として知っておくべきことであろう。

　他にも *đau buốt*「（歯などが）ずきずき痛む」などがあるほか、局部的な痛みを表す形容詞として *nhức* があり、主に *nhức đầu*（頭痛）、*nhức răng*（歯痛）、*nhức mắt*（眼精疲労）などに使われる。

10-5.　各種ツール

　以上、ベトナム語の医療通訳を目指す者が知るべき基礎的な知識のいくつかについて紹介したが、次に医療分野を含む、ベトナム語の有用な辞書等のツールを紹介しておきたいと思う。

1) 辞書

　まず、紙ベースの有用な辞書として *Từ điển Y học Anh-Việt*（*English-Vietnamese Medical Dictionary*）（Bùi Khánh Thuần 著、Nhà xuất Bản Ngoại Văn-Nhà xuất bản Y học 出版、1993 年）を紹介する。見出し語は英語であるが、最も大部な医学用語辞書の一つである。また、ウェブで từ điển y học（医学辞典）あるいは từ điển y khoa（医科辞典）をキーワードに検索するといくつかの医学用語辞典がヒットするが、いずれも十分なものとは言えず、使い方に注意を要する。むしろ、一般的なベトナム語辞書として SOHA Tratu（http://tratu.soha.vn/）をお勧めする。そこに収められたベトナム語＝ベトナム語辞書は信頼に値するし、英語＝ベトナム語辞書、ベトナム語＝英語辞典も使いやすい。残念ながら、日本語＝ベトナム語辞書、ベトナム語＝日本語辞書はまだ開発途中の段階であるが、時には参考になる。

　一方、多言語で出版されている人体解剖図 Atlas のベトナム語版 *Atlas Giải Phẫu Người*（Nhà xuất bản Y học、2007）も必携で

ある。

2) 対訳資料

　現在、MIC かながわ (https://mickanagawa.web.fc2.com/index.
html) や多文化共生センターきょうと (https://www.tabunkakyoto.
org/) などを中心に、対訳の問診表を含む医療通訳に有用な様々
なデータが公開されている。詳しくは個々のウェブページを参
照されたいが、ここでは特に、MIC かながわにより作成され
た『日本語—ベトナム語　医療・介護に関する用語集』(https://
mickanagawa.web.fc2.com/book7.html) を紹介しておく。医学に
関する用語のみならず、医療・介護関係の機関名等、実用的な語
彙がうまく収録されている。

　また、NPO 法人国際交流ハーティ港南台と公益財団法人かな
がわ国際交流財団の協働作業により作成された『多言語医療問
診票 (ベトナム語)』(http://www.kifjp.org/medical/vietnamese/
index.html) も極めて有用である。

10-6.　おわりに

　最後に、医療現場でベトナム人患者を前にした際の通訳者のふ
るまい方について触れておきたい。水野・内藤 (2015) によると、
通訳者が積極的に会話のなかの対話者として参与する場合と、単
なるコミュニケーションの仲立ちとして会話そのものには参加し
ない場合があるとされる。通訳の目的が「正確な情報の伝達」で
あるとすれば、前者の場合は時にその正確さを欠いてしまう恐れ
がある一方、円滑な相互理解という観点からは前者のような場合
の方がスムーズにいく場合もあるであろう。結局はある種の匙加
減を探ることになるわけだが、その際にもやはり患者の背景 (世

代・出身等)がわかると助けになる場合がある。往々にして農村出身者はある種の親近感を求める傾向がある。また、ベトナムでは医師と患者の距離感が日本とくらべて遥かに近く、病院内で医師と患者が個人的に面会することが憚れないという社会背景があることも認識しておくべきであろう。

参考文献

水野真木子・内藤稔『コミュニティ通訳　多文化共生社会のコミュニケーション』(みすず書房、2015)

連利博 (監修)『医療通訳入門』(松柏社、2007)

村松紀子・連利博・阿部裕 (編著)『実践医療通訳』(松柏社、2015)

11. 少数言語通訳の障壁

西村 明夫

11-1. はじめに

　在留外国人の生活支援の現場、特に医療の場面では、少数言語と呼ばれる言語の医療通訳人材が不足し、大都会以外では容易に見つからない。しかし、ベトナム人の在留数は 29 万人、ネパール人のそれは 8.5 万人と、在留人数で見ると第 3 位、第 6 位になり、決して少ない訳ではない。では、なぜ医療通訳人材が不足するのだろうか。

　それは、在留年数の短さと労働目的での在留による日本語能力の問題、分散居住による医療ニーズ不足、医療通訳による安定収入確保の難しさ、高い通訳レベルの要求という 4 つの障壁が重なり合っているからではないか。本稿では、これらの点について考えていきたい。

11-2. 考察対象言語

1) 少数言語の定義

　少数言語の通訳について正確に語るには、まず、本稿における少数言語の定義を行っておく必要がある。少数言語とは、アフリカのアムハラ語やオロモ語、スワヒリ語など、本当に珍しい言語なのか、それとも英語や中国語のようなメジャーな言語を除いた

言語を指すのか。

　少数言語が注目されているのは、通訳ニーズが顕著となっているのに通訳人材が相当程度不足しているからではないだろうか。そうした問題志向の観点から少数言語を定義すると、「通訳人材の確保が困難な言語」ということになる。実際、外国人支援に関わる者の間では、この意味で使用していることが多いと思われる。したがって、ここでは、英語及び中国語、韓国語を除いた言語のうち、通訳人材の確保が困難な言語を「少数言語」として考察対象とする。

2) 不足している医療通訳言語

　では、医療通訳者不足が顕著な少数言語とは、具体的にどのような言語だろうか。医療に限らず通訳人材は、日本語ネイティブの人が少数言語を習得するパターンと少数言語ネイティブの人が日本語を習得するパターンの 2 とおりがある。前者は、大学等で少数言語を学んだ人（欧州系の言語が多いと推測できる）や過去にその国に駐在・滞在して言語を身に付けた人などだが、数的にはごくわずかであり、通訳人材を多数輩出する母集団とはなり得ないだろう。

　後者について、少数言語の在留外国人の数を見ると、多い順にベトナム、フィリピン、ブラジル、ネパール、インドネシア、タイとなっている。一方で、全国各地域の医療通訳派遣システム[1]の関係者からの話[2]では、特にベトナム語とネパール語の医療通訳人材を探すのに苦労するという。同じ少数言語でも、ポルトガル語とスペイン語、タガログ語については、少ないながら通訳者を確保して対応する病院や地域が存在する。

　したがって、本稿では、医療通訳ニーズと医療通訳人材確保の

ミスマッチ度合いが高い言語として、ベトナム語、ネパール語、インドネシア語、タイ語などを想定して考察を進めることとする。

11-3.　医療通訳人材が不足する要因
1)　日本語能力の問題

　高い日本語能力を有する少数言語人材が多数在留していれば、医療通訳者不足に悩まなくてよいかもしれない。しかし、現実には少数言語人材が日本語能力を磨くのは難しい状況にある。それは、一つには在留年数の短さであり、もう一つは労働目的の在留によると考えられる。

①在留年数の短さ

　在留数が同程度のベトナム人とフィリピン人の在留年数の違いを比較し、ベトナム人の日本語学習の難しさを述べてみたい。

　20年間の両者の在留数の推移を比較すると、**図表1**のとおりなる。1998年時点のベトナム人は1.3万人と、2018年の1／22であった。これに対して、フィリピン人は1998年当時から10万人以上の在留が認められる。この間、日本で仕事や出産、子育てを経験し、すでに二世が成人している場合も少なくないものと思われる。

　ベトナム人の在留資格の最大多数は、技能実習である。これは最長でも5年間の在留しか認められず、技能実習から特定技能1号に移行したとしても、両方合わせて8年間である[3]。満期を迎えると在留資格の期間延長はできないため、いつまでたっても、在留年数の長いベトナム人が多くを占めるようにはならない状況にある。

　一般的に在留年数が長ければ、日本語能力を磨く場合は、その

図表1　ベトナム人とフィリピン人の在留人数の推移（在留外国人統計より）

年度	1998	2003	2008	2013	2018
ベトナム	13,505	23,853	41,136	72,256	291,494
フィリピン	105,308	185,237	210,617	209,183	266,803

時間も長くなる。二世や子どもの頃来日した者が成長すれば、医療通訳人材として期待できる。しかし、10年以上日本に滞在している人が多くない場合、日本語能力の面で難しさが考えられることから、通訳人材の母集団が形成されない可能性がある。

②労働目的の在留

　外国人が労働目的で来日する場合、本国の家族への送金や資金の貯蓄のため、最大の関心事は収入の多寡になると考えてよいだろう。そうなると、日本語習得に時間をかけるよりも稼ぐことに注力するようになろう。

　ここでは、ベトナム人の在留目的の特徴を検討し、日本語学習に与える影響について述べる。前項同様にフィリピン人のそれと比較するとわかりやすい。**図表2**を見ると、フィリピン人は勉学や労働系の在留資格よりも身分に基づく在留資格が多いこと、すなわち国際結婚など人生生活の拠点を日本に移す「永住目的」で滞日していることがうかがえる。

　それに対してベトナム人は、勉学・労働系の在留資格が多い。留学には実質、労働目的の人も多く存在すると言われており、その意味で、大多数のベトナム人が「労働目的」で来日していると考えられる。

　在留目的の違いは、日本語習得の機会や意欲に差が生じると思

図表2　ベトナム人とフィリピン人の在留資格別人数（在留外国人統計より）

在留資格	年	勉学・労働のための在留資格				身分に基づく在留資格			
		留学※1	技能実習※2	技術・人文知識・国際業務※3	左記の計	永住者	定住者	日本人の配偶者等	左記の計
ベトナム	2018	80,683	134,139	28,722	243,544	15,374	5,483	3,519	24,376
	2008	3,903	15,852	2,678	22,433	8,494	5,526	1,764	15,784
フィリピン	2018	2,603	28,821	6,642	38,066	128,446	56,097	26,538	206,081
	2008	756	12,598	3,171	16,525	75,806	35,717	49,980	161,503

※1　2008年の数値は「留学」と「就学」の合計数である。
※2　2008年の数値は「研修」と「特定活動（その他）」の合計数である。
※3　2008年の数値は「技術」と「人文知識・国際業務」の合計数である。

われる。永住目的の場合は、運転免許の取得に始まり、生活を豊かにするために日本語が必要不可欠なものであることから、否応なく能力向上に努力することになる。

　一方、労働目的の場合は、その労働や在留資格に必要な範囲の日本語能力でとどまり、仕事を終えてから疲れた体でさらなる日本語学習に励むのは厳しい状況にある。また、技能実習や特定技能の在留資格の場合は、そもそも通訳を生業とすることはできない。

2) 安定した収入の確保の難しさ

　医療通訳人材が不足する2つ目の要因は、医療通訳業務によって安定収入の確保が困難であることが挙げられる。

　少数言語人材の在留資格の多くは、技能実習や技能（中華料理やインド・ネパール料理の調理人など）など通訳業に従事できない資格であるが、技術・人文知識・国際業務など通訳業務を行う

ことができる在留資格や身分に基づく在留資格を有する者も一定
数存在する（ベトナム人では**図表2**のとおり両者合計 53,098 人）。

　しかし、こうした通訳人材が医療通訳業務への就業に意欲がわ
くのは、医療通訳学習にかかる経費に見合うだけの収入が将来的
に得られ、他の職業よりも有利な条件であると確証が得られる場
合ではないだろうか。現状では、少数言語の医療通訳者を正規雇
用している医療機関はほとんどなく、通訳派遣会社や派遣団体で
はフルタイムという雇用形態になっていない。いくつかの電話通
訳サービス会社において雇用実績が見られる程度である。

　これには2つの要因が関連していると思われる。一つは財源問
題である。医療通訳費用の負担者は、患者、医療機関、行政の3
とおりが想定できる。患者に負担を求めると通訳利用を拒否する
か医療機関に足が遠のき初期医療が困難になる可能性がある。医
療機関負担についても、医療通訳経費は診療報酬に算入できない
ため、医療機関の持ち出しになり、その経営を圧迫することにな
る。行政も地域社会の高齢化によって財政が厳しい中、十分な予
算を確保するのは難しいと思われる。

　もう一つは、少数言語の医療ニーズがそれほど高くならないと
予想されることである。労働目的の外国人は若年者が多く健康問
題が発生する確率が高齢者より低い。また、技能実習や特定技能
1号など家族帯同が禁止されている在留資格では、出産や育児の
機会もほとんどないだろう。日系南米人労働者の在留資格が家族
帯同可能であることと比較すると対照的である。

　意識調査を行ったわけではないので推測の域を出ないが、上述
のことから、少数言語の通訳人材は、医療通訳の道を選択しよう
という気にならないのではないだろうか。

3）分散居住

　3つ目の要因は、少数言語人材が集住地区を形成していないために、たとえば労働安全衛生上の問題で健康影響が生じていたとしても、一つの地区に医療ニーズが集中せず、言葉の問題が顕在化しないことが挙げられる。

　ベトナム人の場合、日系南米人と異なり、各地に分散して生活しているケースが多い。都道府県別の在留数を見ると、ブラジル人は上位10県に全体の80％が居住しているが、ベトナム人は65％にとどまっている。ブラジル人とベトナム人の集中度合いの違いは**図表3**を見るとわかるだろう。ベトナム人は、東京など留学生や永住者等が多い都府県では在留数を押し上げているが、技能実習生を中心に全国的にどの都道府県にも一定数在留している。

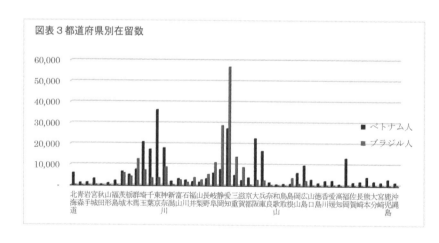

図表3 都道府県別在留数

　ブラジル人は特定の都道府県に片寄っているだけでなく、おそらく都道府県の中でも大きな工場が立地する特定の市町村に集中

して居住していると考えられる。そのため、医療ニーズも1つの地区に集中する傾向がある。

　しかし、ベトナム人は、各都道府県、その中の各市町村に分散して居住しているため、医療ニーズが1箇所に集中しない傾向が予想される。そのため、一つの医療機関における医療通訳ニーズは、フルタイムの業務ニーズを要求するまでには至らないことになり、収入が安定する正規雇用ポストを用意できないことになる[4]。

4) 医療通訳人材への高い能力の要求

　4つ目の要因は、医療通訳人材に対する高い通訳能力の要求が挙げられる。医療通訳者は人の命と健康に直接かかわるため、日本語と外国語の2言語が堪能というだけでなく、適正な知識・技術・倫理が備わっていることが要求される。実際に検定や認証、研修後の選考審査といった取組が実施されている。こうした「お墨付き」や「格付け」などの制度が見られるのは生活支援通訳の中では医療通訳だけが顕著である。

　そして、この適正な知識・技術・倫理の習得には、一定の時間と相応の経費がかかるとともに、現場での実践指導が必要である。平日仕事をしている場合でも休日などに医療通訳テキスト[5]などを活用して継続的な学習を行えば、ある程度のところはクリアできるかもしれない。しかし、適正な講師のもとで模擬通訳トレーニングなどを積まないと実践的な力は身につかないおそれもある。

　また、その研修についても、少数言語を対象に開催している機関・団体は全国的にまれである。通訳学校においてベトナム語の医療通訳コースが設定されたとしても、受講料は数十万円となり、受講できるのは財力のある者に限られるだろう。群馬県、神奈川

県、愛知県、広島県など、地域の医療通訳派遣システムにおいて、無料に近い形でベトナム語など少数言語の研修と実践的な指導を行っているところもあるが、全国的に見れば例外的な存在と言える。

　つまり、少数言語の通訳人材が医療通訳に必要な知識・技術・倫理を習得するのは、現状では非常に高い障壁が待ち受けていると言えよう。

11-4.　少数言語の医療通訳人材の確保方策

　では、少数言語の場合、どうしたら医療通訳人材を輩出できるのか。日本語能力と安定収入、医療ニーズの分散、高レベルの要求の各側面から考えてみたい。

1) 日本語能力と生活知識の習得

　少数言語の医療通訳人材を確保するには、まず、日本語能力向上と日本の生活事情の習得を促すところから始める必要がある。在留年数が短い場合、数年にわたる集中的な日本語学習と生活習慣などの知識習得の機会をつくることが近道と思われる[6]。

　ただし、通訳能力の基礎となる生活事情についての一般的な知識については、体験に基づくところが大きいため、習得には、住居と職場、学校との往復だけではなく、地域との交流やご近所付き合いも大切になる。

　現状、日本語習得と地域交流は、雇用した企業側と自治体、国際交流協会、NPO の負担で行われている場合が多い。外国人を雇用する企業の多くは中小企業であり、外国人支援の取組に関して財源的にもノウハウ的にも困難がある。自治体などについてもノウハウはあったとしても財源的に十分とは言えない。

　そのため、通称「ものづくり補助金」[7]や「働き方改革推進支援センター委託事業」[8]のような国の直接的な取組の創設などが待たれるところである[9]。

2) 安定収入と分散ニーズへの対応

　少数言語人材の在留資格は、技能実習、特定技能、技能が多数派である。これらの在留資格では通訳業務主体の仕事に従事できない。しかし、身分に基づく在留資格も一定数在留している上、今後、日本人との結婚などにより増加が予想される。こうした在留資格であれば、どんな仕事にも就けることから、医療通訳人材が増える可能性がある。

　ただし、この層の掘り起こしには、出産・育児と仕事という2つの課題がある。いずれの場合も身分と収入が安定している正規雇用の通訳ポストを創出することが求められる。しかしながら、現状では、その形態の多くは、派遣、臨時（数ヶ月雇用など）、嘱託（1年更新）、非常勤（非フルタイム）などであろう。正規雇用化の実現には雇用費用の財源と通訳ニーズの分散の問題が立ちはだかっている。

　そこで、そうした場合は、他の生活支援ニーズも兼ねたフルタイムポストを設定する方法が考えられる。在留外国人の割合がそれほど高くない地域のいくつかの地域国際化協会[10]では、生活全般の支援を行う外国人相談員を配置している。そのポストを正規雇用化したうえで、医療通訳業務を含める方法が現実的な対応ではないだろうか。

　また、技術・人文知識・国際業務の在留資格を持つ少数言語人材も一定数在留（ベトナム人では**図表2**のとおり28,722人）し、企業・団体などに雇用されている。こうした外国人社員・職員は

会社・団体の通訳業務を担っている場合がある。技術・人文知識・国際業務のケースではないが、たとえば、日系南米人労働者の派遣請負会社ではポルトガル語やスペイン語の通訳者を社員として雇用し、派遣請負労働者の生活支援を行っている。また、技能実習や特定技能で外国人を受け入れる協同組合や企業は、通訳などを配置して生活支援を行うことを義務づけられている。こうした企業などに雇用された通訳者は、空港での出迎えに始まり、自治体での各種届出、住居の確保、医療機関への同行など、生活全般について通訳業務を含めて支援業務に従事している。多くの者が日本語堪能であり、同胞として外国人労働者を支えている。

　出入国在留管理庁がガイドラインなどを策定し、大企業や派遣会社、技能実習生受入団体（協同組合等）、特定技能外国人の登録支援機関[11]、自治体・国際交流協会などに対し、少数言語通訳者を正規雇用するよう指導するといった政策が求められる。

3) 医療通訳業務における高レベル要求への対応

　医療通訳における高レベル要求という障壁に対して、レベルを下げることで解決することは、外国人患者への適切な医療サービスや医療過誤リスクのことを考えると難しい。

　そこで、通訳者を雇用する医療機関や企業・団体側に高レベル研修の受講を義務づけることや、高レベル研修受講済み者の雇用を義務づけることが考えられる。しかし、実際に義務づけが徹底できるかどうか、財源面や時間的な余裕を考えると、あやしいところでもある。

　代替的な方法は、医療通訳人材の養成の方法とプロセスを変えることであろう。研修受講、自己学習、実践的な現場指導という3点は必須だが、もともと通訳人材の母集団が小さい少数言語に

ついては、日本語ネイティブの人も含め、多様なレベルや生活背景を持つ人を受け入れられるよう、間口を広くしておく必要がある。最初から何か月もの研修受講を義務づけるのではなく、無理なく参加できる程度の研修日数の設定が望ましい。その上で、自己学習を促す宿題やテストの実施、言語別の自主グループによる学習会の開催支援、指導者付きでの現場経験などによる効果的、効率的かつ丁寧な対応が求められる。

　この養成プロセスの前提となるのは、適正な研修プログラムと経験豊かな講師、的確な学習教科書（テキスト）、公正なレベルチェックだろう。そして、そうした養成システムが、大都市だけでなく全国各地で展開される必要がある。それには、研修経費に対する行政の財政支援も欠かせない[12]。

11-5.　さいごに

　これまで、少数言語の医療通訳人材の創出を阻む壁として、日本語能力と安定収入、医療ニーズの分散、高い通訳レベルの要求を掲げ、その要因と解決方策について考察してきた。

　しかし、山間部や県境など地理的条件が良くない地域において、たまにある少数言語の医療通訳ニーズへの対応や、本稿の考察対象からは除外した多数の稀少言語への対応は、上述の方策ではカバーできない可能性がある。全国各地域の医療通訳派遣システムの担当者からも望む声が多いもの[13]だが、数ある稀少言語をカバーする遠隔通訳システムの全国拠点の構築が期待されるところである。

　医療通訳を巡る動きは、英語や中国語を中心に展開する傾向がある。全国どの地域でも見いだせる日本人の英語人材や中国人の存在を前提に、いわば「多数の中からできる人材だけ選べばよい」

方式で、研修コースや育成カリキュラム基準、認証制度などがつくられてきた。一方でそれは、入口のハードルを高くして少数言語の取組を躊躇させることにもつながりかねないリスクをはらんでいる。さいごに、少数言語の医療通訳の推進には、英語や中国語の動きも関係していることを指摘しておきたい。

注

1　医療通訳の養成研修制度を有し、システムの中で育成され、経験を積んだ通訳者が派遣される制度。対応言語も、英語や中国語といったメジャー言語だけでなく、スペイン語、ポルトガル語、タイ語、タガログ語、ベトナム語など少数言語もカバーしつつ、それぞれの地域の複数の病院へ医療通訳が派遣されている。ただし、地理的条件から遠方への派遣に苦慮する場合や通訳人材の確保が難しい言語や地域もある。

2　全国医療通訳者協会編『医療通訳システム構築マニュアル開発委託報告書』(2019)

3　ただし、N1レベルの日本語能力と技能検定1級レベルの技術・技能を身に付ければ、分野は限定されるが特定技能2号に移行できる。2号の在留期間は5年間だが更新可能であり家族帯同も可とされ、永住への道が開けている。

4　ただし、首都圏や愛知、大阪、兵庫など大都市を抱える都府県では、家族形成可能な在留資格(技術・人文知識・国際業務や留学、身分に基づく在留資格)も少なくないため、妊婦健診などの医療ニーズが顕在化する可能性がある。

5　沢田貴志医学監修・西村明夫編『医療通訳学習テキスト』(創英社／三省堂書店、2017)で学習する通訳者は少なくない。

6　ドイツでは国によって600時間のドイツ語と30時間のドイツ事情の学習プログラムが用意されている。日本でも難民に対して430時間程度の日本語教育と90時間の生活ガイダンスが施されている。しかし、当事者からは決して十分な学習時間とは言えないという声も多い。

7　中小企業庁委託事業で各都道府県中小企業団体中央会が受託、補助窓口として業務遂行し、同中央会は受託執行費の10%を事務費として確保でき、職員人件費などに充当している。

8　厚生労働省委託事業で各県社労士会などが受託、相談窓口を整備し、受託団体は受託執行費の10%が事務費として確保でき、職員人件費な

　どに充当している。

9　身分に基づく在留資格を有する外国人を対象にした日本語研修は厚生
　労働省委託事業により実施済み。

10　都道府県・政令指定都市に 1 つ認定される国際交流団体。

11　特定技能の雇用主には「理解できる言語」での支援（登録支援機関への
　委託も可）が義務づけられている。

12　少数言語の場合、受講者が少ないために受講料から研修経費全体を賄
　うのは難しいため、何らかの財政支援が必要となる。

13　注 2 に同じ。

12.　少数言語通訳者養成の経験

岩本 弥生

　筆者は研究者ではなく、日々、通訳者、通訳コーディネーター、養成研修の講師などをやっているに過ぎないので、どれだけ問題を正確にとらえられているかは定かではないが、少数言語の養成に関わってきたことで感じたこと、気づいたこと、新たに知ることになったことなどをつらつらと述べていきたい。

　どの言語を少数言語とするかは、いろいろな論があるとは思うが、ここでは日本人学習の希望の少ない言語と意味づけて述べていきたい。少数言語の医療通訳者の養成というのは喫緊の課題である。医療通訳者は現在のところ、残念ながら身分が保証されてもおらず認知度も低い。にもかかわらず要求されるレベルは高い。当然ながら日本語と該当言語を流暢に話す者は、通訳者として活動するにしても身分の保証された他の分野に流れていき、医療通訳者をしようと思う者は非常に少ない。これまでは、両言語を流暢に話すネイティブの方に研修を受けてもらい、医療通訳者を担ってもらうという形できたが、それではとても追いつかない状況になっている。無謀かと思われるかもしれないが、医療通訳養成研修の中に、日本語をより習得してもらうということも視野に入れていかなければ打開できないのではないかと感じている。

12-1.　少数言語の医療通訳の担い手

　日本人学習者が少ない少数言語における医療通訳の担い手は、基本的にネイティブ通訳者と言えるであろう。現状をみてみると、日本語を話せる知り合い、友人、家族などが病院へ同行するアドホック通訳、また、派遣会社、協同組合、企業などに雇用された通訳者が生活支援の一環として病院へ同行するということが多く、訓練された医療通訳者が医療通訳をするというケースは、医療通訳システムがある、または病院雇用の通訳者がいる地域を除けば、極めて少ないと推測される。

　派遣会社、協同組合、企業などに雇用された通訳者であれば、通訳としての業務には慣れているので、医療通訳研修を受けてもらって病院へ同行してもらうというのが早道に思えるが、それには大きな問題がある。彼らは中立の立場に立つということが業務柄難しく、患者の権利やプライバシーを守るという観点がどうしても抜け落ちてしまうのである。極端な例では、患者は自分の病名を知らず、会社は知っていて解雇になったケースも過去にあった。また、患者も会社に病気だということを知られたくないために受診が遅れるということも想定される。

　医療通訳者の資源は、少数言語のみならず地域によって偏りがある。しかしながら、言葉に壁のある住民は全国各地に存在する。通訳場面によっては、そこに通訳者がいなければ難しいというものもあるが、遠隔医療通訳システムは、通訳者の資源の少ないところや遠隔地、緊急で通訳者の派遣が間に合わない場合など、大いに助けになるだろう。遠隔通訳システムは、医療通訳者の資源をうまく利用するために貴重なものだと思う。特に少数言語においては、なおのことである。ネイティブ医療通訳者の雇用条件、病院の理解がすすめば、少数言語の医療通訳の担い手として大き

な役割を果たせるはずである。同時に派遣の医療通訳以上に高度
な技術を要求されることは想像に難くない。

　どちらにしろ、医療通訳養成研修をネイティブの方たちに受け
ていただいて、医療通訳者になっていただくという意識を私たち
が持つ必要があると思われる。

12-2.　ネイティブ通訳者に魅力ある養成研修

　医療通訳者を養成するという視点をもって各地で養成研修が行
われるようになってきたのは、2000年代半ばからではないかと
思われる。この時代は、1990年6月に入管法が改正され、日系
人の就労が合法化されたため、ブラジル人を中心とした南米から
日本への出稼ぎ者が多数移り住み始めて10年以上が過ぎ、依然
としてその数が毎年増えているという時期である。集住地区にあ
る病院では医療通訳者が雇われるようにもなってきていた。ブラ
ジルの日系人の特性として、一定数の日系ブラジル人はバイリン
ガルに近い。そういうこともあり、言葉に障壁のある者はコミュ
ニティーの中にいる「日本語ができる人」にお金を払って、医療
を含め日常生活の中で日本語が必要な場面では通訳を務めてもら
う、または派遣会社の通訳がその役目を担うという形で生活が成
り立ってきた。しかし、医療現場でしばしば問題が散見されるよ
うになり、医療通訳は言葉ができるだけではできないのではない
かということが少しずつ周知され始め、各地で医療通訳養成研修
等が始められるようになった。

　しかしながら、ほとんどの地域では無料で提供されているにも
かかわらず、実際に医療通訳に携わっている者を研修に呼び込む
ことができずにいた。そのような中、静岡県で2013年度に静岡
県立大学の濱井妙子先生がポルトガル語ネイティブを対象とした

「医療通訳者養成研修」を行った。ある程度の日本語力はあるが、通訳としての日本語は少し足りないと思えるネイティブも含め研修が行われた。この研修では、最後に日本語能力試験の受験も課した。研修は無料で受けられ、交通費も支給というものであったが、脱落者もなく日本語力も上がっている。修了者の中には、病院の常駐通訳として就職した者もあり、また、多くの修了者はその後も静岡県国際交流協会の主催する医療通訳研修へも継続的に参加している。筆者は、この研修の成功は、無料であり交通費も出してもらえるということもあったと思うが、日本語能力試験の受験を課したことではないかと思う。日ごろ、生活する上ではさほど日本語に困難を感じてはいないが、生活に追われるなか日本語能力を向上させるという視点に立った学習をしてこられなかった者たちが、この研修を一つの機会ととらえたのではないかと思われる。

　医療通訳者は、言語運用能力、通訳技術、対人援助適性、倫理、医療知識の習得と多くのことを要求される。また、今は数が足りないとはいえ、職業として成り立つ収入を得られる状況になったとしても、パイは小さい。となると、医療通訳者としての養成をする場合、医療通訳者になれなかったとしてもその後の自分の生活にプラスになるものがあると思えるような、ネイティブ通訳者にとって魅力ある研修を考え出すことが研修を企画する側にも必要なのだろうと思う。先に述べた静岡県の研修修了者と話をする機会があったが、どの受講者も研修がとても楽しかったと答えていた。フォロー研修の大切さも理解しており、普段、医療通訳者として活動していない者も含め、先に述べたように静岡県国際交流協会が開催しているフォロー研修にも引き続き参加している者

が多い。

12-3. 危なくない医療通訳者

　両言語を流暢に話し、医療知識の習得にも問題はないというネイティブ通訳者も当然ながらいるのだが、全てがそうであるとは限らない。医療通訳者として活動するには日本語力があともう少しという少数言語のネイティブに、一気に高度な医療知識を要求することはハードルが高い。まずは、「危なくない医療通訳者」として、日本語学習のフォローもしつつ養成していくべきだと思われる。

　医療知識をたくさん持ち、流暢な通訳者が良い医療通訳者とは限らない。これは、長年、医療通訳者を病院へ送っている中で感じていることである。特に、医療者という専門家と患者という素人の間で行う医療通訳は、「正しく伝える」ことがそう簡単にはいかない。わかりやすい言葉に言い換える際も、医療者に確認しながらかみ砕いていく作業が大切である。日々時間に追われている医療者には申し訳ないとは思いつつも、より正確に伝えるためには、医療者側の理解と協力を得なければ成立しない。

　ベトナム語やタガログ語、ポルトガル語での養成研修で気づいたことは、両言語が流暢でも理解力があるとは限らず、多少話すのはたどたどしく感じたとしても、理解力のある通訳者は医療者に的確な質問ができ、安全な医療通訳ができる。母語でどれだけ通訳内容を把握できているかということが、的確な通訳ができるかどうかに大きく関わってくる。どこまで理解できているかを測るのは、なかなか難しいことではあるが、そこが安全な医療通訳者を育てるためには非常に重要である。その意味からも医療知識の学習過程でどこまで理解しているのかを探る必要があるのだ

が、医療知識を身につけていくためには、その基礎となる知識が必須であると考える。専門用語をいくら知っていても、起きている事象と結び付けられなくては、正確な通訳はできないからである。まず、小学校高学年から中学校で日本では習得する「体の仕組みとはたらき」を理解してもらったうえで医療知識の習得につなげていくことが大切であると思う。こういった基礎学習をしているかどうかは、その後の医療知識の習得に大きく関わってくる。また、「体の仕組みとはたらき」を理解していることで、未知の病気であっても医師の言葉がすんなり入ってくるのではないだろうか。病気やけがの大半は、「仕組み」が異常であったり、害されていたり、また、「はたらき」が害されていたりするからである。医療通訳者としての倫理と、この部分をしっかり理解してもらうことで、「危なくない医療通訳者」を生み出すことができるのではないだろうか。

12-4.　担い手をともに育てる

　医療通訳者もほかの業種と同じように経験を積むことで成長していく。現場に出ることで意識は変わり、自分に足りなかったところ、どう学習することで医療通訳をスムーズに進めていけるかということを習得していく。最初から完成された医療通訳者を求めるのではなく、医療者にも、ともに素晴らしい通訳者を育てていくという意識をもっていただけるとありがたいと思う。そして、都合の良い医療通訳者ではなく、お互いに敬意を払いあえる存在としての医療通訳者を育てていくことを目指すべきではないかと思う。

12-5.　もう一つの困難

　これまで、少数言語の医療通訳者にネイティブの方になっても
らうと述べてきたが、ここにはもう一つ大きな困難が横たわる。
在留資格の問題である。就労に規制のない身分又は地位的な在留
資格をもっている場合は問題ないのであるが、それ以外の資格で
日本で生活している場合、就労に制限がかかる。通訳者として働
くためには「国際業務」分野への在留資格変更が必要になるので
ある。医療通訳の認知度が低い中、在留資格変更の条件をクリア
するのはなかなか難しいことであると想像する。また、将来的に
は「医療通訳」を「通訳・翻訳」の一部と考えるのか、「医療」の一
部と考えるのか、また、介護士のように「特定活動」と捉えるのか、
議論が必要になってくるのではないかと思う。議論を進めるため
には、国による医療通訳者の資格や認定なども当然ながら必須と
なってくる。早急な対応が必要でありながら、道のりは遠く思え
る。全ての医療者が、医療を必要としている人々に適切な医療を
提供できること、全ての医療を必要としている人々が、適切な医
療を受けられることを願い、本稿が少しでも問題の解決の一助に
なれば幸いである。

参考文献
2016 年 3 月「在住ブラジル人を対象にした医療通訳研修プログラムの開発と
　　評価」
在住ブラジル人対象の医療通訳者養成研究プロジェクトチーム

おわりに

　近年ますます増加する外国人観光客や、2019 年の全国各地でラグビーワールドカップ日本大会の開催、2020 年の東京オリンピック・パラリンピック開催を見据えて、医療通訳の取組みは厚生労働省や日本医師会、また国際臨床医学会などの関連学会もその制度づくりに向けて、ようやく大きく動き始めていると感じている。

　しかし同時に、これまで日本にすでに長く住んでいる外国にルーツをもつ人たちで、日本語の理解が不十分な患者への医療通訳に関する取組みを、約 20 年以上前から継続している民間団体や地方自治体のこれまでの経験を、その動きにどのように活かしていくのかが肝要であるということも忘れてはいけない。

　前述したような一時的に日本に来る人たちにとっても、地域に定住している人たちが誰も排除されることのない医療現場環境の整備こそが、安心できる医療環境であるということは言うまでもない。

　この動きの中で注目すべきことのひとつに、医療通訳者の認証に関する件があり、本書でも南谷氏がこれについて執筆して下さっている。先日、私も国際臨床医学会の医療通訳士認定部会準備会に出席した。医療通訳制度づくりのプロセスにおいて、医療通訳者の何らかの認定制度は不可欠である。しかし、日本全国で、医療通訳者が有償ボランティアという位置づけで奮闘している現状では、その人材不足が大きな課題であるため、この認定制度には細かい視点での配慮が必要である。本書でも何人かの執筆者

が「少数言語通訳者」「希少言語通訳者」「マイナー言語通訳者」などさまざまな表現で取り上げている、医療現場での通訳人材の確保が難しい言語の通訳者については、認定の基準にまだ達していなくても活躍をしてもらわざるを得ない状況があり、認定制度により現場での活動が立ち行かなくなるようなことにならないよう、さまざまな意見に耳を傾けていただきたいと願う。

このような状況の中、本書では、遠隔通訳などの活用にむけて視野を広げ、貴重な医療通訳者に効果的に活動してもらえる環境を考えるという趣旨もある。その先には、遠隔で通訳ができる技術の習得も通訳者育成カリキュラムに含んでいかなければならない。

ICT技術の発展により、活用できるツールも増えてきていることから、まずは医療従事者が「言語の壁」を取り除くために認識を変え、中央政府が主導する形で、これまでこの活動に関わってきた市民団体、地方自治体、産業界、大学等と連携して、医療通訳制度が確立されていくことに、大いに期待している。

吉富 志津代

●著者紹介

尾添 かずみ（おぞえ・かずみ）
大阪市生まれ。関西大学文学部国文学科卒業。学生時代に初の海外旅行で訪れた中国との縁で留学し、その後合弁企業へ就職。結婚後主人の赴任で 94 年から 2003 年まで丸 9 年間、北京で過ごした。その間、香港返還、中国建国 50 周年、北京五輪開催決定といろいろな記念行事を体験した。現在、Medi-Way 東和医療通訳サービスにて、中国語医療通訳を担当している。

岩本 弥生（いわもと・やよい）
広島市生まれ。横浜国立大学教育学部教育学科教育行政・教育方法専攻。MIC かながわ通訳コーディネーター・ポルトガル語通訳スタッフ・理事。著書：『医療通訳の現場から』、『医学のあゆみ FORUM 外国人にやさしい医療―言葉の壁を越えて「ブラジルの医療と文化」』、『外国人診療ガイド』(西村明夫著、メジカルビュー社)、『医療通訳学習テキスト』(共同執筆、創英社／三省堂書店)、『用例付学習語彙 5000 語 日・ポルトガル語対訳』(共同執筆)

岸本 真（きしもと・まこと）
兵庫県三木市生まれ。徳島文理大学大学院薬学研究科博士前期課程修了。薬剤師、衛生検査技師。鹿児島大学医学部附属病院薬剤部研修生、医療法人玉昌会 加治木温泉病院を経て、霧島市立医師会医療センターに勤務。昭和大学薬学部 社会健康薬学講座 社会薬学部門に研修生としても所属。日本病院薬剤師会 学術第 3 小委員会委員長、鹿児島県薬剤師会 常務理事、姶良地区薬剤師会 副会長、簡易懸濁法研究会 広報部 幹事。日本医療薬学会 認定薬剤師・指導薬剤師、日本病院薬剤師会 がん薬物療法認定薬剤師、日本静脈経腸栄養学会 NST 専門療法士、日本薬剤師研修センター 認定実務実習指導薬剤師、簡易懸濁法認定指導薬剤師。

清水 政明（しみず・まさあき）
京都生まれ。大阪外国語大学外国語学部タイ・ベトナム学科(ベトナム語専攻) 卒業。京都大学大学院人間・環境学研究科博士後期課程研究指導認定退学。京都大学学術情報メディアセンター助手。大連理工大学外国語学院副教授。首都大学東京オープンユニバーシティ准教授。大阪外国語大学外国語学部准教授。大阪大学世界言語研究センター准教授を経て、現在、大阪大学大学院言語文化研究科教授。ベトナム語の教育と研究に従事。

中牟田 和彦（なかむた・かずひこ）

埼玉県生まれ。東京電機大学 工学部 電気通信工学科卒業。株式会社東和エンジニアリング　東和通訳センター　センター長
小学校2年生よりボーイスカウト活動に参加。現在、公益財団法人ボーイスカウト日本連盟 リーダートレーナー。

西村 明夫（にしむら・あきお）

東京生まれ。RASC コミュニティ通訳支援センター(Cots)代表
埼玉大学教養学部国際関係論課程卒業、法政大学大学院政策科学研究科修士課程修了、神奈川県医療通訳派遣システムの構築、(財)自治体国際化協会医療通訳ボランティア研修プログラムの開発などに従事。現在、医療通訳システムの構築支援、研修、調査研究などを行っている。
著書：『外国人診療ガイド』（メジカルビュー社）、「医療通訳士に求められる共通基準」（中村安秀・南谷かおり編『医療通訳士という仕事』、大阪大学出版会）、『医療通訳学習テキスト』（創英社／三省堂書店）など

林田 雅至（はやしだ・まさし）

神戸市生まれ。東京外国語大学ロマンス系言語専攻（ポルトガル語学）修士課程修了。大阪大学 CO デザインセンター「社会イノベーション部門」教授（多言語コミュニケーションデザイナー）。リスボン科学アカデミー（文系部門）会員[1]。
著書：『プログレッシブポルトガル語辞典』（林田雅至他3名編、小学館、2015）
論文：Masashi Hayashida, *A presença da língua e cultura portuguesas no Japão atual e na minha carreira universitária*（João Malaca Casteleiro 監修 *A Língua Portuguesa no Mundo Passado, Presente e Futuro*, Edições Colibri, 2016), pp.303-311.
拙稿「大航海時代のポルトガル・ルネサンス」（石見銀山展実行委員会編『図録 輝きふたたび石見銀山展（世界遺産登録記念出版）』山陰中央新報社、2007）、pp.89-90.[2]
拙稿「視覚芸術の虜となる人々」（説話・伝承学会編『説話・伝承学の脱領域』（説話・伝承学会創立25周年記念論集）、岩田書院、2008）、pp.477-486.

1 http://conso-kansai.or.jp/mt_news/2016/04/2015421.html
2 http://www.cscd.osaka-u.ac.jp/user/mashayas/activity/view/247.html
http://www.cscd.osaka-u.ac.jp/user/mashayas/activity/view/175.html

菱川 良夫（ひしかわ・よしお）

和歌山生まれ。神戸大学医学部卒業（1974年）、医学博士、放射線治療専門医。兵庫県立粒子線医療センター院長（2001年4月～2010年3月）、兵庫県立粒子線医療センター終身名誉院長（2010年4月～）。メディポリス国際陽子線治療センター長（2010年4月～2017年2月）、メディポリス国際陽子線治療センター名誉センター長（2017年3月～）。明和キャンサークリニック放射線治療科統括部長（2017年7月～2019年3月）、現在、明和キャンサークリニック放射線治療科顧問兼温熱療法担当部長。日本放射線腫瘍学会第24回学術大会　大会長（2011年）。ヨーロッパ放射線治療学会小線源治療賞を受賞（1990年）。

著書：『放射線治療を受けるがん患者の看護ケア』（日本看護協会出版会、2008）、『がんは治る時代が来た』（PHP研究所、2010）、『がんは陽子線で治す』（PHP研究所、2015）

南谷 かおり（みなみたに・かおり）

ブラジル国エスピリトサント連邦国立大学医学部卒業（1988年）。

父親の仕事で11歳からブラジルに渡り現地で医師免許を取得するが、平成4年に帰国して日本の医師免許も取得。その後は大阪大学の関連病院で働いていたが、平成18年からは「りんくう総合医療センター」で国際外来担当医となり、現場で医療通訳の教育を担いながら自らも医療通訳する。ポルトガル語、英語、スペイン語対応可。

著書：『医療通訳士という仕事』、『通訳者のための医療の知識』など

連 利博（むらじ・としひろ）

大阪生まれ。関西医科大学医学部卒業（1975年）。医学博士、小児外科指導医。兵庫県立こども病院勤務（1986年7月～2007年3月）。茨城県立こども病院小児外科部長（2007年4月～2009年3月）、副院長（2009年4月～2016年9月）。霧島市立医師会医療センター　小児外科部長（2016年10月～）、兼国際診療部長（2018年4月～）。鹿児島大学客員教授（2020年4月～）。東和Medi-Way通訳センター顧問。

著書：『医療通訳入門』（監修、松柏社、2007）、『実践医療通訳』（監修、松柏社、2015）

吉富 志津代（よしとみ・しづよ）
兵庫県生まれ。大学修士（国際学）、京都大学博士（人間・環境学）。
外国語大学卒業後、在神戸アルゼンチン総領事館など南米の領事館秘書を経て、1995年の震災後は、外国人救援ネット設立やコミュニティ放送局「FMわぃわぃ」の発足に参加。その市民活動の延長で、多言語環境の促進や外国にルーツを持つ青少年育成のための活動を切り口に、多文化共生社会の実現にむけた外国人自助組織の自立支援活動に従事し、これを主な研究テーマとする。
現在、名古屋外国語大学世界共生学部教授、NPO法人多言語センターFACIL理事長。
主な役職：NPO法人たかとりコミュニティセンター常務理事、(財)兵庫県人権啓発協会人権問題研究アドバイザー、兵庫県長期ビジョン審議会委員など。
著書：『多文化共生社会と外国人コミュニティの力』(現代人文社)、『グローバル社会のコミュニティ防災―多文化共生のさきに―』(大阪大学出版会、2013)など

医療通訳 4.0

2020 年 4 月 20 日　初版第一刷発行

監修者　連 利博／吉富 志津代
発行者　森 信久
発行所　株式会社 松柏社
　〒 102-0072　東京都千代田区飯田橋 1 · 6 · 1
　電話　03 (3230) 4813 (代表)
　ファックス　03 (3230) 4857
　E メール　info@shohakusha.com
　http://www.shohakusha.com

装幀　南幅俊輔 (コイル)
組版・校正　戸田浩平
印刷・製本　中央精版印刷株式会社
ISBN978-4-7754-0265-8
Copyright ©2020 T. Muraji and S. Yoshitomi